Aloe Vera
das Geschenk der NATUR
an uns alle

Verlag
Ernährung & Gesundheit
Schmautzer-Büchl-Weg 19
82266 Inning am Ammersee

Gedruckt auf Recyclingpapier.

Zur Beachtung

Die Veröffentlichung dieses Buches soll ausschließlich informativen Zwecken dienen. Es darf keinesfalls als Ersatz für medizinische Hilfe verstanden werden.

All jenen, die medizinische Beratung, Behandlung und Betreuung benötigen, wird dringend empfohlen, einen erfahrenen Arzt oder Heilpraktiker aufzusuchen.

Aloe Vera Produkte sind keine Heilmittel im Sinne des Arzneimittelgesetzes, sondern natürliche Nahrungsergänzungen und Hautpflegepräparate.

"*Aloe Vera* - das Geschenk der Natur an uns alle"
Dr. John Finnegan, Reiner Schmid
14. Auflage 2000
ISBN 3-927676-10-1

© Verlag Ernährung & Gesundheit
Reiner Schmid
Schmautzer-Büchl-Weg 19
82266 Inning am Ammersee
Phone   08143/959501
Fax   08143/959502

Umschlaggestaltung: Fritz Wendler, Weyarn
Übersetzung: Irmengard Reitschuster
Lektorat: Eva Diller, Moosbach
Fotos: Martina Gebhardt, Rott
Druck: Wilhelm Uhl GmbH, Bad Grönenbach
Gedruckt auf Recyclingpapier

ISBN 3-927676-10-1

Inhaltsverzeichnis

VORWORT

Wie die Geschichte zeigt, greifen Menschen seit Jahrtausenden zu den Schätzen der Natur, um Körper und Geist zu nähren und gesund zu erhalten.

Die einseitige, häufig nur auf Kalorien und Geschmack ausgerichtete moderne Ernährungsweise ist arm an lebenswichtigen Biostoffen und macht anfällig für eine Vielzahl von Zivilisationskrankheiten wie: Herz-Kreislauferkrankungen, Geschwulstkrankheiten, Diabetes, Pilzerkrankungen, Immunschwäche und Allergien.

Gefragt sind heute Lebens-Mittel (Mittel zum Leben), die nicht nur tote Füllstoffe enthalten, sondern ein breites Spektrum an Nahrungsmolekülen bieten, die nicht ohne weiteres in unseren gewohnten Nahrungsmitteln zu finden sind. Als aktuelles Beispiel dafür wird die Wüstenlilie Aloe Vera angesehen: Wir wissen heutzutage um die kräftigende, regenerierende, immunstärkende, reinigende, ja sogar schmerzmindernde Eigenschaft der Aloe Vera. Rätselhaft bleibt zum großen Teil das synergistische Zusammenspiel der mittlerweile 160 gefundenen Bausteine dieser wunderbaren Pflanze.

Angesichts weltweit verbreiteter Zivilisationskrankheiten scheint sie zum richtigen Moment in ihrer Bedeutung wieder erkannt und zum Geschenk der Zeit zu werden: Unser Immunsystem, extrem vielen Streßfaktoren ausgesetzt, bedarf gezielter Unterstützung, um seine Schutzfunktion erfüllen zu können. Die körpereigenen Abwehrkräfte zu mobilisieren ist eine der wichtigsten Vorsorgemaßnahmen gegen jede Krankheit, erst recht gegen die weiterhin anwachsenden Schadstoff- und Strahlenangriffe aus Nahrung und Umwelt.

Genußgifte, Medikamentenmißbrauch, Drogen, Mangelernährung durch falsche Eßgewohnheiten, Schlafmangel, ungenügend körperliche Betätigung einerseits, übertriebene sportliche Verausgabung andererseits, aber auch negative Denk- und Verhaltensmuster tragen zur Schwächung der Abwehrkäfte bei. Strahlende Gesundheit ist zu einem großen Teil abhängig von einem gut funktionierenden Immunsystem. Nur wenn wir es schaffen, mit hochwertigen Nährstoffen und positiver Lebenseinstellung ein unüberwindbares Schutzschild für unseren Zellstaat aufzubauen, können wir im 21. Jahrhundert leben und überleben.

Nicht nur als feuchtigkeitsspendendes Kosmetikum für die tägliche Gesichtspflege ist Aloe Vera Gel unübertreffbar. Bei allen Hautproblemen, bei Verletzungen, Verbrennungen, Sonnenbrand, allergischen Reaktionen, selbst bei medizinischen Strahlenschäden wird Aloe Vera Gel mit außergewöhnlichen Erfolgen zur Hautregeneration verwendet.

Aloe Vera Saft ist ein flüssiges Lebensmittel, das auf besondere Weise nährt und die Körperfunktionen fördert. Aloe Vera Gel mit seinen vielseitigen Eigenschaften nimmt als Schönheits- und Hautpflegemittel eine unangefochtene Sonderstellung ein.

Die Aloe Pflanze ist eine der wertvollsten Gaben der Natur an uns Menschen. Wenn wir ihre Botschaft verstehen und ihr Angebot annehmen, kann sie Wunderbares bewirken. Was das Allroundtalent sonst noch kann, erfahren Sie in diesem Büchlein.

Reiner Schmid

ÜBER DEN ZWECK DIESES BUCHES

Dieses Buch ist nicht als Anleitung gedacht zur Heilung von Krankheiten. Es handelt von bewußter Lebensführung, vom Wissen, vom Respekt und der Wertschätzung der Natur und vom Vertrauen in unser eigenes Leben.

Es zeigt Grundsätze auf über Vorbeugen, beleuchtet Ursachen und will vermitteln, daß durch ausgewogene Lebensführung Kraft und Stärke wieder in den Körper zurückkehren und dadurch Gesundheit und Lebensfreude unser Dasein bereichern können.

Wir können viel über Menschlichkeit, Dienen, Vergeben und Heilen lernen, wenn wir langsamer rotieren, hinhören und hinfühlen. Dann erkennen wir, daß uns das Leben und die Natur in Liebe und Fürsorge zugetan sind.

Dr. John Finnegan

ZUR GESCHICHTE DER ALOE VERA

In Indien glaubt man, daß die Aloe Vera als Geschenk aus dem Garten Eden auf die Erde gebracht wurde. Eine andere Legende beschreibt, daß sie zuerst auf dem versunkenen Kontinent Atlantis beheimatet war und von dort zu den weniger entwickelten Nachbarn gelangte.

Sicher ist, daß erste Aufzeichnungen über die Aloe Vera vor ungefähr 6 000 Jahren in Ägypten gemacht wurden. Den Überlieferungen zufolge schätzten Nofretete, Gemahlin des ägyptischen Königs Amenophis IV. und auch Cleopatra den nährenden Saft der Aloe Vera zur täglichen Haut- und Schönheitspflege. Die Priester des Pharaos nannten die Aloe "Pflanze der Unsterblichkeit" und verwendeten die Aloe zur Einbalsamierung der Toten. Um die Pyramiden herum waren Aloepflanzungen angelegt. Die Straßen zum Tal der Könige waren gesäumt von Aloe Vera, die dem Pharao auf dem Weg ins Jenseits als Medizin und zur Wegzehrung zugedacht waren. Wenn der Nil die Täler überschwemmte und keine Nahrungsmittel verfügbar waren, dienten Aloe Vera Blätter der Bevölkerung als Über-lebensmittel.

Aus Aufzeichnungen von Heilgelehrten der Antike geht hervor, daß Griechen und Römer um die Wirkung der Aloe Vera wußten. Die Helenen schätzten Aloe Vera zur Erlang-ung von Gesundheit, Schönheit und Glück. Hippokrates empfahl unter anderem die Aloe bei Haarausfall, Ge-schwüren und Magen-Darmbeschwerden.

Dioskurides, griechischer Arzt im 1. Jahrhundert n. Ch., beschreibt in seinem Kräuterbuch "De Materia Medica", dem ältesten bisher bekannten Nachschlagewerk dieser Art, ihre Wirkung und empfiehlt am häufigsten die Verwen-dung von Aloe Vera.

Auf einem seiner Eroberungszüge in Nordafrika ließ Alexander der Große seine entzündete Pfeilwunde von einem Priester mit Aloe Vera Öl behandeln, die daraufhin sehr schnell zu heilen begann. Überzeugt von der Wunderpflanze ließ er fortan die Kriegsverletzungen seiner Soldaten mit Aloe Vera Zubereitungen verarzten: Sie brachten Blutungen zum Stillstand, beschleunigten die Wundheilung ohne hässliche Narben zu hinterlassen. Allein der Aloe wegen eroberte Alexander der Große auf Empfehlung seines Beraters Aristoteles dann auch die Insel Socotra im indischen Ozean, die zu dieser Zeit für ihre Aloe Vera Pflanzungen und Zubereitungen berühmt war.

Durch arabische Händler gelangte die Pflanze schließlich auch nach Indien, Tibet, Malaysia, Java und Sumatra.

Marco Polo lernte die Aloe auf seinen Seereisen ebenso kennen, wie jene Ärzte, die mit Kolumbus über den Atlantik segelten. Kolumbus bezeichnete die Aloe als "Heiler im Blumentopf", die während seiner Schiffsreisen als Notfallpflanze nicht fehlen durfte.

In der chinesischen Kultur war Aloe Vera zu dieser Zeit fester Bestandteil medizinischer Behandlung. Das Heilbuch von Shih-Shen bezeichnet Aloe Vera als "Mittel zur Harmonie". In Japan wurde die Aloe nicht weniger geschätzt und als königliche Pflanze verzehrt, als Saft getrunken und von Samurais für Einreibungen verwendet.

Auch Mayas und Seminole-Indianer kannten und kennen bis heute die Verwendungsmöglichkeiten der Wüstenpflanze und verliehen ihr den Namen "Quelle der Jugend". In glühender Asche gegarte Aloe Blätter bereicherten das Nahrungsangebot. Aloe Gel galt als Mittel zur Nierenreinigung, Magenberuhigung, Hustenlinderung und wurde bei Kopfschmerzen und allen Entzündungsarten verwendet.

Überhaupt war es die magische Pflanze, die Kraft verleiht, den Körper heil macht und dem Geist Klarheit schenkt.

Unendliche Lebenskräfte soll die Aloe besitzen; beendet wird ihr Dasein nur durch Gewalteinwirkungen der Natur oder durch Menschenhand. Im Orient wird Aloe Vera Öl verwendet zur Erlangung von Weisheit und langem Leben.

Spanische Jesuitenmönche, im 15. und 16. Jahrhundert als bestausgebildete Pflanzenkundler und Lehrer bekannt, begleiteten Seefahrer auf deren Entdeckungsreisen, sammelten die wilde Aloe Vera und legten überall dort Pflanzungen an, wo sie nicht heimisch war. So verbreitete sie sich von Kuba aus bis zu den Inseln Puerto Rico, Jamaica und Barbados.

Die Aloe Vera, in ihrem Aussehen eher einem Kaktus ähnlich, gehört jedoch zur Familie der Liliengewächse. Weltweit existieren über 300 verschiedene Sorten. Nur eine davon, mit der botanischen Bezeichnung "AloeVera barbadensis miller", verfügt nachweislich über die beste Wirkung auf die Haut und den menschlichen Organismus. Heutzutage wächst sie wild in Afrika, Mittel- und Südamerika, im Süden der USA, auf den karibischen Inseln und in Mittelmeergebieten mit heißen, trockenen Sommern und milden Wintern.

Günstige klimatische Bedingungen und geeignete Bodenbeschaffenheit in Texas, Mexiko, Afrika, Mittelamerika, Portugal und Spanien ermöglichen die erfolgreiche Kultivierung der Aloe Vera. Ihre dicken, fleischigen Blätter entwickeln erst nach drei bis fünf Jahren die begehrten Nährstoffe.Einmal jährlich können von einer Mutterpflanze dann auch nur drei Blätter geerntet werden. Aus Ihrem Wurzelstamm treiben jährlich viele Babypflanzen aus, die zur Anpflanzung neuer Plantagen verwendet werden.

11

ALOE VERA - DIE WAHRE ALOE

Man kennt über 300 verschiedene Aloe Arten. Nur eine davon - "Aloe Vera barbadensis miller" - weist einen herausragend hohen Anteil an aktiven Substanzen auf, zuvorderst das Polysaccharid Acemannan.
Für einen qualitativ hochwertigen Saft verwendet man drei bis fünfjährige Blätter ausgewachsener Pflanzen.

Einige Aloe Arten erlangten in der Vergangenheit Bedeutung, wurden aber mit der Zeit von der "wahren Aloe" verdrängt.

Die afrikanische "Kap Aloe" (Aloe capensis), wurde hauptsächlich in Südafrika von holländischen Siedlern als Medizinalpflanze zur Herstellung von abführendem Aloepulver angebaut.

"Aloe chinensis" ist die in Asien gebräuchliste Aloe Art, die in ihrer Wertigkeit nach Aloe Vera barbadensis genannt wird.

Mit "Aloe arborescens" forschte und arbeitete der russische Professor Wladimir Filatow. Mit "biostimulierter" Aloe erzielte der Augenarzt Erfolge in der Verbesserung der Sehkraft.

Alexander der Große bediente sich der "Aloe socotrina", die zu jener Zeit berühmt und begehrt war und von Händlern in alle Welt verkauft wurde.

"Aloe ferox" wird vorwiegend in Japan als Nahrungsmittel roh oder gedünstet verzehrt oder als Saft getrunken.

Andere Arten wie: Mocha Aloe, Musambra Aloe, Uganda Aloe, Natal Aloe, Sansibar Aloe, Musambra Aloe sind wirtschaftlich von geringer Bedeutung, da auch sie von Aloe Vera verdrängt wurden.

"Aloe miloti" ist eine dekorative Aloe Art für die Fensterbank, die in Blumengeschäften angeboten wird.

DAS GEHEIMNIS VON ACEMANNAN

Aloe Vera Saft ist reich an Acemannan.
Acemannan ist eine langkettige Zuckerform und gehört zur Gruppe der Polysaccharide. Bis zur Pubertät wird Acemannan im Körper gebildet, danach muß es mit der Nahrung zugeführt werden. Acemannan wird in alle Zellmembrane eingelagert und bewirkt deshalb die Immunstärkung des ganzen Organismus gegen krankmachende Parasiten, Viren und Bakterien. Es ist die Basis für alle verbindungsschaffenden Zellen, einschließlich der Haut, der Gefäßwände, Sehnen, Gelenke, Knorpel, Bänder und für das Grundgerüst der Knochen. Acemannan sorgt für ausreichend Gelenkschmiere, kann Arthritis verhindern oder, wenn schon akut, lindern; unterstützt die Aufnahme von Wasser und Nährstoffen im Verdauungstrakt.

Dr. John C. Pittman erklärt in einem Forschungsbericht in "Health consciousness", Volume 13, No. 1/1992 dazu: "Acemannan besitzt antivirale, antibakterielle und antimykotische Eigenschaften, die helfen können, Candidaüberwucherungen zu kontrollieren und die natürliche Bakterienflora der Verdauungsorgane wieder zu etablieren.

Acemannan stimuliert die Beweglichkeit der Verdauungsorgane und hilft, allergieauslösendes Fremdprotein in den Dickdarm abzuführen. Acemannan hat eine direkte Auswirkung auf die Zellen des Immunsystems, aktiviert und stimuliert Makrophagen, Monozyten, Antikörper und auch T-Killerzellen. Laborversuche zeigten, daß Acemannan als Brücke fungiert zwischen Fremdprotein und Makrophagen (Freßzellen) und erleichtert wesentlich die Aufnahme der Fremdproteine durch die Makrophagen.

13

Diese Brückenfunktion gilt auch als Schlüsselkomponente bei der Immunstärkung des Zellkerns, denn bei Virusinfektionen sind ungenügend Abwehrkräfte im Zellinnern vorhanden. Einfacher gesagt: durch Acemannan geschützte Abwehrzellen können nicht mehr von aggressiven Viren zerstört werden. Weiße Blutzellen erhalten durch Acemannan denselben Schutz. Acemannan knackt die Proteinhülle von Krebszellen, Abwehrzellen können nun viel effektiver Tumorzellen angreifen und eliminieren.

Acemannan schützt das Knochenmark vor Schädigungen durch chemische Gifte und belastende Drogen.

Weil Acemannan in alle Zellmembrane eingelagert wird, kann es solch eine allumfassende Immunkräftigung bewirken. Es folgt gesteigerte Entgiftung und Versorgung der Zellen. Der verbesserte Stoffwechsel beeinflußt den ganzen Körper und hat eine spürbare Energetisierung zur Folge.

Das immunstärkende Acemannan ist ebenso in Ginsengwurzeln, Astragalus (chinesisches Kraut), Reishi- und Shiitake-Pilzen wie auch im gerühmten Knorpelpulver von Haifischen enthalten. Acemannan-Zuckerketten sind temperaturempfindlich, brechen bei Erhitzung über 80 Grad Celsius und verlieren ihre Wirkungskraft.

Neben dem Hauptwirkstoff "Acemannan" findet man im Aloe Vera Saft:
13 weitere Polysaccharide
11 Anthrachinone
13 Mineralstoffe
13 Vitamine
15 Enzyme
21 Aminosäuren
4 essentielle Fettsäuren
Saponine, Lignine, ätherische Öle

GESUNDER DARM - GESUNDER MENSCH

Der Darm, unser größtes Immunorgan, ist in seiner Funktion bei fast allen Menschen gestört. Denaturierte Nahrungsmittel, Weißmehl- und Zuckerprodukte, seelischer Dauerstreß und allzu viele Genußgifte tragen dazu bei, daß die meisten Krankheiten im Darm beginnen.

Notwendig gewordene Entgiftung und Sanierung des Dickdarms ist Voraussetzung zur Gesundung. Gerade Mykosen (Pilzkrankheiten) gedeihen in einem durch saure Nahrung und Genußgifte gestörten Darmmilieu, wandern mit der Zeit ins Blut, in die Organe und können den Nährboden für alle Immunschwächekrankheiten, auch für Krebs vorbereiten.

Mykosekrankheiten werden von den meisten Menschen unterschätzt und größtenteils auch falsch behandelt. Chemische Mykosebehandlung garantiert nicht, daß alle Pilze eliminiert werden. Die in Darmnischen überlebenden Pilze können oftmals zu noch agressiveren Mykoseformen mutieren. Eine ganzheitliche Mykosebehandlung mit gleichzeitiger Ernährungsumstellung benötigt Zeit und eigene Bemühung, dafür ist der Erfolg anhaltend. Unterstützend in diesem Fall ist basenreicher Aloe Vera Saft, eine zucker- und kohlehydratarme Pilz-Diät mit hohem Frischkostanteil und die gleichzeitige Einnahme hochwertiger Nahrungsergänzungen wie: Weizengrassaft, Spirulina-Microalgen, Bioflavonoide, Acidophilusbakterien, Vitamin C, die Mineralstoffe Zink und Selen, evtl. Vitamin B-Kopmlex. Ganz wichtig zur Eliminierung der Parasiten ist der Extrakt aus Grapefruitkernen mit seinen antimykotischen Eigenschaften.

Natürliche Darmkeime können sich wieder ungehindert vermehren, krankmachende Pilze und Mikroorganismen werden zurückgedrängt, der Darm wird entgiftet und der natürliche Ph-Wert wieder hergestellt.

ALLERGIEN UND ALOE VERA

Innerhalb der letzten 30 Jahre stiegen Allergiekrankheiten um das zwanzigfache an - eine Steigerung um 2000%.

Das überforderte, geschwächte Abwehrsystem läßt es zu, daß ein Großteil der zivilisierten Bevölkerung auf irgendwelche Nahrungsmittel, Nahrungsmittelzusätze, auf Medikamente, Metalle, Tierhaare, auf Blütenpollen oder Hausstaub allergisch reagiert.

Manche Allergiker zeigen typische Überreaktionen bei der Abwehr harmloser allergieauslösender Stoffe. Ihre Immunabwehr steht in ständiger Bereitschaft, um in Aktion treten zu können. Häufig genügen schon wenige Graspollen oder Tierhaare, und ihr Immunsystem beginnt einen unverhältnismäßig heftigen Abwehrkrieg. Schaden entsteht dann in der Folge nicht direkt durch die Allergene selbst, sondern durch den übertriebenen Abwehrkampf durch übermäßige Bereitstellung von Antiallergenen. Hat sich hier die seelische Abwehrhaltung inzwischen auf den Körper verlagert?

Diverse Fettsäuren in Aloe Vera, im besonderen die Fettsäure B-sitosterol, entgiften den Organismus und tragen zur Erhöhung der Allergenaufnahmetoleranz bei. Das Öl des ägyptischen Schwarzkümmelsamens hat sich zur Regulierung überschießender Abwehrreaktionen ebenfalls bewährt. Ein mit Aloe Vera Saft entschlackter Organismus kann mehr Allergene aufnehmen und reagiert erst dann wieder allergisch, wenn die Giftspeicher voll sind.

Eine Allergie-Diät kombiniert mit Aloe Pflanzensaft und grünem Chlorophyllsaft aus Gerstengras ist in den meisten Fällen hilfreich.

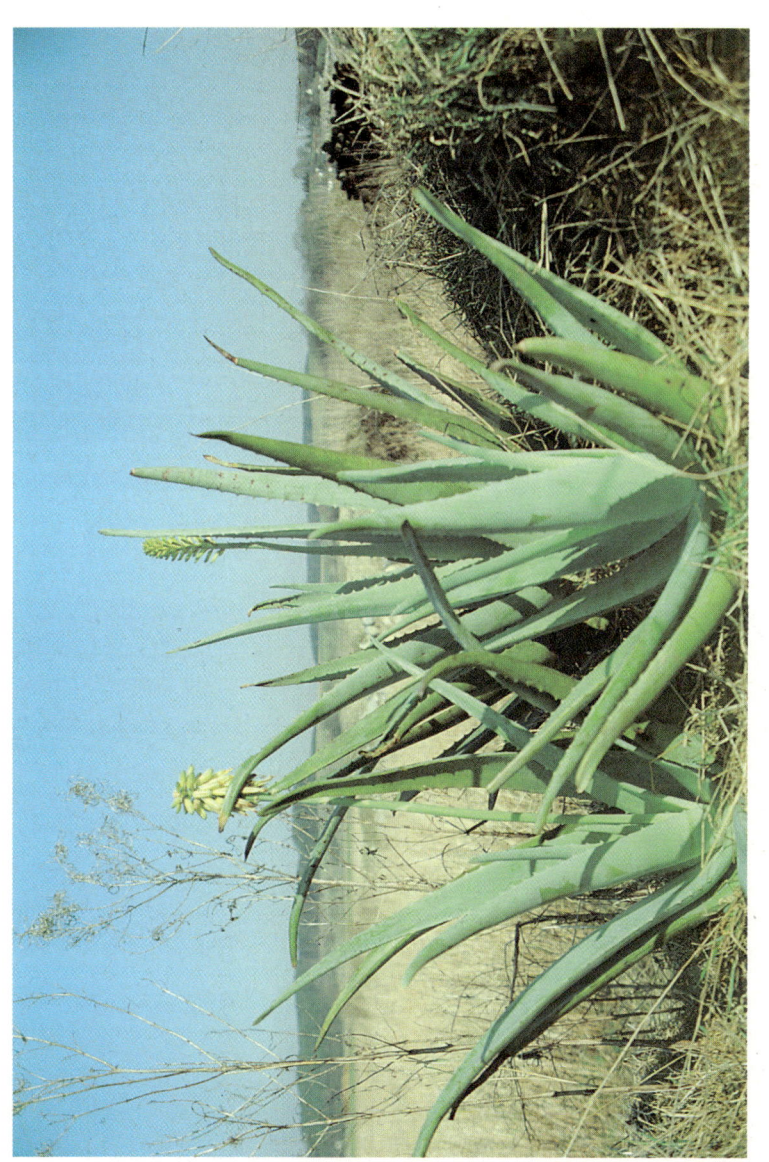

Aloe Vera barbadensis Pflanzen in der Blüte.

ALOE VERA FÜR MUND UND RACHEN

◆ Bei Entzündungen der Mundschleimhaut, Mundsoor, entzündetem Zahnfleisch: Mundhöhle mit Aloe Vera Saft spülen. Vor dem Einschlafen Mundschleimhaut und Zahnleisch mit Gel aus dem Frischblatt einreiben.

◆ Nach ärztlichen Zahn- und Zahnfleischbehandlungen: die angeschwollenen Bereiche mit Frischblatt-Gel bestreichen oder mit Aloe Vera Saft umspülen.

◆ Druckstellen von Zahnprothesen mit Aloe Vera Frischblattgel bestreichen, Entzündungen können abklingen.

◆ Nach einer Zahnresektion die Wunde mit Aloe Vera Saft umspülen. Zahnfleischschwellungen klingen schneller ab, die Zahnhöhle heilt schneller zu. Schmerzen werden spürbar reduziert.

◆ Hefepilze (Candida) und Trophozoiten sind keine gesunden Bewohner der Mundhöhle und können wie alle unerwünschten Mundparasiten, mit Aloe Vera Saft kontrolliert werden.

◆ Zur Paradentosebehandlung oder Mundraumreinigung mittels Munddusche, kann dem Duschwasser zur Ausspülung der Parasiten in den Zahnfleischtaschen Aloe Vera Saft beigegeben werden.

◆ Mundgeruch verschwindet, wenn geruchsbildende Keime durch Aloe Vera Saft eliminiert sind.

◆ Mundspülungen mit Aloe Vera Saft dienen vorzüglich der Kariesprohylaxe und Zahnsteinverhütung.

Zahngesundheit und intakte Mundflora sind auch abhängig von guter Verdauung und einem funktionierenden Immunsystem.

EIN SEGEN FÜR DEN UNTERLEIB

◆ Mykosen im Vaginalbereich können mit Aloe Vera Saft Spülungen und gleichzeitiger Einnahme von Aloe Saft vertrieben werden. Für Vaginalspülungen gebe man dem Aloe Saft Acidophilus-Pulver zur Verbesserung des Scheidenmilieus bei. Gelstücke im Vaginalbereich wirken antimykotisch. Zur Unterleibsentgiftung sind zusätzlich Sitzbäder hilfreich.

◆ Mit Extremblutungen versucht der Organismus, sich von Schlacken zu befreien. Starke Regelblutungen können normalisiert werden, wenn mit Hilfe von Aloe Saft das Blut gereinigt, dadurch die mit Schlacken überbelastete Gebärmutterschleimhaut reduziert wird.

◆ Hämorrhoidenbehandlung mit Aloe Vera ist in Indien seit Generationen bekannt: die Problemzonen werden mit Gel bestrichen, Gelstücke aus dem Frischblatt ins Rectum eingeführt. Zusätzlich empfiehlt sich so lange die Einnahme von Aloe Vera Saft, bis sich die Blutstauungen im Analbereich aufgelöst haben.

◆ Bei Prostatabeschwerden wird Aloe-Saft getrunken und als Klistier in den Darm eingeschleust.
Auch ein Stück Gel aus dem Frischblatt sollte wie ein Zäpfchen in den Dickdarm gelangen. Wird der Dickdarm entgiftet, wirkt sich dies positiv auf die umliegenden Organe aus, also auch auf die Prostata.
Eine Colon-Hydrotherapie (Serie von mehreren Darmspülungen) entgiftet den Darm und unterstützt wesentlich den Gesundungsprozeß.

DAS TUT DEM HERZEN GUT

Herz- und Kreislauferkrankungen sind am häufigsten verbreitet und fordern statistisch die meisten Todesopfer. Auf diesem Gebiet ist dringliche Vorsorge notwendig und auf einfache Weise auch möglich. Mit Streßmanagement, vegetarischer Ernährung und leichter sportlicher Betätigung kann das Herz entlastet bzw. durch Sauerstoff- und Nährstoffzufuhr gestärkt, die verengenden Ablagerungen vermieden werden. Erst seit einiger Zeit wird die Bedeutung von Vitamin-C und Selen als Nährstoff für diese Risikogruppe erkannt. Ebenso ist der Zusammenhang von Diabetes und Herzerkrankungen in der medizinischen Fachwelt kein Geheimnis mehr. Neueste Forschungsergebnisse von Dr. M. Rath auf dem Gebiet der Herz-Kreislauferkrankungen beweisen: Herzkrankheiten wie auch Diabetes können auch aufgrund unzureichender Nährstoffversorgung entstehen. Mit erhöhter Zufuhr von antioxidativen Vitaminen, im besonderen Vitamin C, Mineralstoffen und Aminosäuren und entsprechender Diät kann der Volkskrankheit Nr. 1 auf einfache und natürliche Weile vorgebeugt werden.

Unter diesem Aspekt wird der erfolgreiche Einsatz von Aloe Vera Saft verständlich, weil er zur besseren Verwertung der aufgenommenen Nahrung beiträgt, den Säure-Basen-Haushalt regulieren hilft, Herz und Arterien allgemein mehr Nährstoffe, Sauerstoff und Energie erhalten.

◆ Artheriosklerose und Herzbeschwerden konnten mit Aloe Vera in Verbindung mit einer Herzdiät bemerkenswert gebessert, die Cholesterin- und Triglycerinwerte deutlich gesenkt, Gefäßablagerungen abgebaut werden. Blut- und Gefäßdruck normalisierten sich. Die Sauerstoffversorgung der Herzkranzgefäße verbesserte sich, der Herzrhythmus pendelte sich ein.

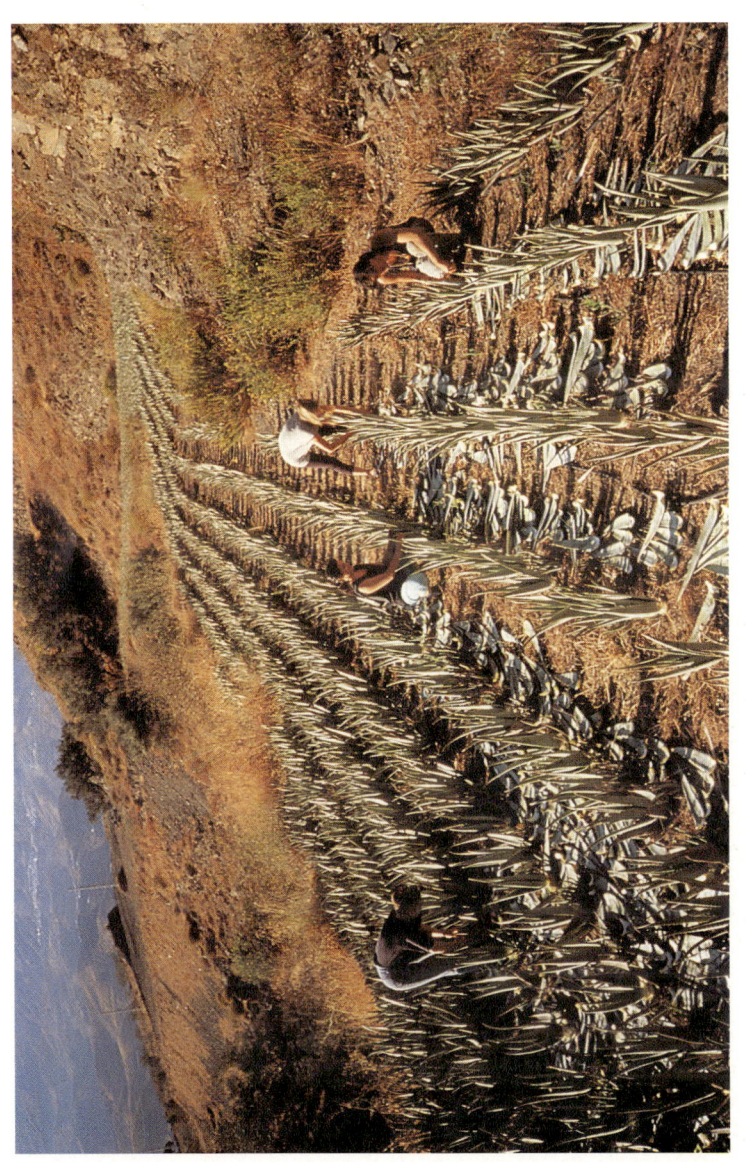

Aloe Vera Plantage in Andalusien - Südspanien.

BAUCHSPEICHELDRÜSE IM STREIK

Ist die Bauchspeicheldrüse (Pankreas) nicht mehr in der Lage, ausreichend Insulin bereitzustellen, steigt der Blutzuckerspiegel in die Höhe. Meistens bricht die Funktion der Pankreas aus Überforderung zusammen und dies aus folgendem Grund: Bei erhöhtem Genuß von Weißmehl- und Zuckerprodukten ist die Bauchspeicheldrüse permanent gefordert, Insulin zur Regulierung des Blutzuckerspiegels zu produzieren. So wie ein Pferd im Dauergalopp irgendwann zusammenbricht, bricht die Insulinproduktion wegen Überforderung der Bauchspeicheldrüse zusammen.

Es ist gesicherte Erkenntnis, daß die zusätzliche Zufuhr von organischem Chrom die Funktionen der Pankreas unterstützt. Der Genuß von Aloe Vera Saft fördert zusätzlich die Funktion der Pankreas und verbessert damit die Insulinbereitstellung. Selbstverständlich ist eine Diät ohne die erwähnten Nährstoffräuber "Zucker" und "Weißmehl" Voraussetzung zur dauerhaften Erholung der Bauchspeicheldrüse. Stattdessen sind viel Frischkost (heimisches Obst, Salate, Keimlinge, Spirulina Algen, Weizengrassaft) und Vollkornprodukte (Hafer) zur besseren Nährstoffversorgung empfehlenswert.

◆ Bei Altersdiabetes normalisierten sich mit Aloe Vera Saft und Chromgaben die Zuckerwerte. Insulinzufuhr konnte bei vielen Testpersonen successive reduziert werden.

◆ Bei Diabeteskindern konnte mit Hilfe von Aloe Vera Saft, Chrom, Multivitaminen und Multimineralien die Insulinzufuhr schrittweise reduziert werden.

Wenn Diabetiker Aloe Vera Saft trinken, kann der Insulinbedarf sinken, muß kontrolliert und eventuell neu eingestellt werden!

STRAHLENSCHÄDEN REPARIEREN

Klinische Versuche von Prof. Eric Block, New York, haben bewiesen, daß durch moderne Behandlungsmethoden entstandene Strahlenschäden in Körperzellen und auf der Haut mit Aloe Vera regeneriert werden können.
Aloesubstanzen dringen schneller und tiefer ein als alle anderen bekannten Stoffe und beschleunigen Zellreparatur und Zellerneuerung.
Nach dem Atombombenanschlag auf Hiroshima und Nagasaki waren Aloeauflagen die größte Hilfe bei schlimmsten Strahlenverbrennungen.

Nicht zu unterschätzen ist die Reparatur- und Entgiftungswirkung von Aloe Vera Saft auf den Organismus in Bezug auf wachsende radioaktive Belastung in Luft, Nahrung und Wasser. In diesem Zusammenhang muß erwähnt werden, daß durch Aloe Vera Saft die Knochenmarksaktivität gesteigert wird und dadurch vermehrt neue, gesunde Blutzellen gebildet werden können. Entzündungen und Schwellungen gehen zurück. Haarausfall kann gestoppt werden.

Entzündungshemmende Faktoren
Drei entzündungshemmende Fettsäuren im Aloe Vera Saft (Cholesterol, Campesterol, B-Sitosterol) bewirken schnelle Hautregeneration bei Verbrennungen, Wunden, Hautgeschwüren und Verletzungen. Bei Arthritis, rheumatischen Entzündungen, inneren Geschwüren wurden dieselben Erfolge erzielt wie bei Entzündungen der Verdauungsorgane und innerer Organe wie Magen, Dünndarm, Dickdarm, Leber, Nieren und Bauchspeicheldrüse.

Anti-Infektmittel Aloe Vera
Die Aloe Vera Pflanze produziert sechs antiseptische Wirkstoffe mit antimicrobakterieller Wirkung. Deshalb kann der Saft vielen Infektionen entgegenwirken.

ABWEHRSYSTEM STÄRKEN

Die für unsere Zeit typischen Geschwustkrankheiten waren bei Naturvölkern so gut wie unbekannt. Indianische Volksstämme, zum Beispiel, kannten während ihrer Hochkultur keinen Krebs. Unser moderner Lebensstil mit seinen allgegenwärtigen Belastung fördert die Entgleisung unseres Zellstoffwechsels und konfrontiert viele von uns mit der Auswegslosigkeit des Krebsgeschehens. Irgendwann ist das Maß voll und gesunde Körperzellen geben nach jahrelangem Widerstand gegen Zellgifte ihr Eigenleben auf und überlassen primitiven Krebszellen die Herrschaft. Sind Krebszellen abgekapselte Giftdepots, die vom Körper nicht mehr entsorgt werden können? Wird ein Medikament gegen Krebs uns von dieser modernen Geisel befreien können oder liegt der Schlüssel zur Überwindung dieser Krankheit in der Aktivierung des Stoffwechsels? Wie entscheidend sind Zellentgiftung und Zellversorgung mit antioxidativen Nährstoffen, lebendiger, energiereicher Nahrung und vermehrter Sauerstoffzufuhr? Inwieweit fördert eine positive Lebenseinstellung den Stabilisierungsprozeß des Zellstoffwechsels? Ist die Zellwucherung der letzte Aufschrei des Körpers, das Leben neu zu ordnen und endlich voll und ganz zu ergreifen?
Moderne Therapien zielen darauf ab, das Wachstum von Krebszellen zu verhindern und legen damit bedauerlicherweise das Abwehrsystem zum größtenteil lahm. Ist hier ein Umdenken erforderlich? Wäre es nicht besser, anstatt den Feind (Krebs) zu töten und mit ihm auch die Freunde (Abwehrzellen), das Immunsystem so zu stärken, daß der Organismus mit zellzerstörenden Angriffen selbst fertig wird? Dr. Max Gerson z. B. konnte mit seiner Säfte-Therapie und einem speziellen Leber-Darmentgiftungsprogramm ungefähr 40 % der aufgegebenen Fälle noch helfen.

MIT ALOE IMMUNKRÄFTE UNTERSTÜTZEN

- ◆ Aloe Vera vermehrt die Anzahl der T-Killerzellen und aktiviert sie in ihrer Funktion.

- ◆ Aloe Vera vermehrt die antikörperbildenden T-Zellen in der Milz.

- ◆ Durch Aloe Vera Saft stimulierte Freßzellen sind bei der Vernichtung von Tumorzellen bis zu zehnmal wirkungsvoller aktiv.

- ◆ Enzyme, Vitamine, Mineralstoffe, Polysaccharide in Aloe Vera können helfen, Tumore, Geschwulste und tote Zellen abzubauen und liefern wichtige Nährstoffe für gesunde und kranke, unterernährte Zellen.

- ◆ Aloe Vera verstärkt die Membrandurchlässigkeit, wodurch einerseits Nährstoffe leichter in die Zellen gelangen und andererseits Stoffwechselgifte leichter ausgeschieden werden können.

- ◆ Auf eine bis jetzt noch unbekannte Weise neutralisiert Aloe erheblich die zellschädigende Wirkung radioaktiver Strahlung, die durch medizinische Behandlungen entstanden sind.

- ◆ Aloe Vera stimuliert die Knochenmarksaktivität und fördert die Bildung neuer Blutzellen. Diese Faktor ist bei der Behandlung von Blutkrebs (Leukämie) hilfreich.

- ◆ Aloe Vera beschleunigt das Wachstum von Zellen und Gewebe um das zwei- bis siebenfache.

- ◆ Während einer Chemotherapie oder Strahlenbehandlung hilft Aloe Vera Saft die Nebenwirkungen zu mildern und durch die Unterstützung des Abwehrsystems den Krankheitsverlauf günstig zu beeinflussen.

IMMUNSCHWÄCHE

Ein äußerst schwaches Immunsystem macht körperlich schutzlos und schon eine Erkältung kann in eine lebensbedrohende Krise führen. Umstellung auf vollwertige Ernährung, Aloe Vera Saft, Vitamin- und Mineralstoffgaben sind zum Aufbau des Abwehrsystems unbedingt notwendig.

Untersuchungsergebnisse amerikanischer Universitäten zeigten auf, daß sich der Zustand Immungeschwächter durch Einnahme von Aloe Vera Saft nachweislich gebessert hat: Das darin enthaltene "Acemannan" verstärkte den zellularen Membranwiderstand gegen Viren und andere Mikroorganismen. T 4 Lymphozyten konnten anzahlmäßig vermehrt werden, reaktive HIV-Antigene dagegen reduziert werden. Nach Feststellung von Dr. Terry L. Pulse, Arzt in Grand Prärie, Texas, wurden schon durch die kurzfristige Einnahme von Aloe Vera Saft weiße Blutzellen so gestärkt, daß selbst agressivste Viren die Zellwände nicht mehr durchdringen konnten! Dieser Test - bei 23 AIDS-Patienten durchgeführt, konnte mit identischen Resultaten an anderen Universitäten wiederholt werden.
Aloe Vera Saft als Nahrungsergänzung hatte für die Patienten nur positive Folgen: das Fieber sank, nächtliche Schweißausbrüche konnten gestoppt werden, Infektionen klangen ab, die Kurzatmigkeit ging zurück, Durchfall hörte auf, Lymphknoten verkleinerten sich.

Dr. Terry Pulse: "Aloe Vera Saft mit seinem Hauptwirkstoff *Acemannan* hat besondere Eigenschaften, die Zellen zu nähren, zu reinigen und die Wiederstandskräfte des ganzen Organismus zu stärken und ist für den AIDS-Patienten so wichtig wie Insulin für den Diabetiker."

Schon nach wenigen Tagen verspürten die Kranken einen merklichen Energiezuwachs. Selbst bettlägrige Patienten konnten über kürzere Zeiträume hinweg wieder arbeiten.

Bei den meisten AIDS-Patienten lag auch Pilzbefall vor, der zugleich mit Hilfe des Aloe Vera Saftes zurückgedrängt werden konnte.

Michael Arringtons Krankengeschichte als Krebs- und AIDS-Patient ist auf Video dokumentiert (TRIPUTIC Inc. "Nature's Miracle 1990"): 17 bösartige Tumore in der Leber - auf Röntgenbildern nachgewiesen - boten keine Überlebenschance. Man schickte ihn zum Sterben nachhause. Nach sechsmonatiger Einnahme von Vitaminen, Mineralstoffen und Aloe Vera Saft konnten auf seinem Röntgenbild nur noch Narben auf der Leber festgestellt werden; die typischen AIDS Symptome waren verschwunden.

Nach Aussage des Klinikpersonals hatte man noch nie einen Patienten beobachtet, der in solch fortgeschrittenem Stadium von Krebs geheilt und gleichzeitig von AIDS-Symptomen befreit werden konnte.

Dr. H. Reginald McDaniel, Chef der Pathologie im Dallas Fort Worth Medical Center, der mit Aloe Vera arbeitet und die Heilung von Michael Arrington begleitet hat, sagte:

"Der Einsatz von Aloe Vera wird ein wichtiger Schritt bei der Heilung von Krankheiten in der Geschichte der Menschheit sein."

MULTIPLE SCLEROSE

Multiple sclerose (MS) ist eine Erkankung des Zentralnerven-systems. Als Krankheitsauslöser kommen in Betracht: langjährige Candida-Mykosen, immunschwächende Virus-infektionen, Herpes, Gürtelrose, Tumorerkrankungen, schwere körperliche Traumen, langwährende psychische Streßzustände, selbst Umwelteinflüsse wie Erdstrahlen, Mikrowellen, Wasseradern und Chemiegifte. [33]

Mit großer Wahrscheinlichkeit können aufgrund der Übersäuerung und des geschwächten Immunsystems auch virale Entzündung das Zentralnervensystem schädigen und Multiple sklerose auslösen. Die Therapie von Dr. Claus Broedersdorff ist jedenfalls eine homöopatische Nosoden-therapie mit dem Ziel, Virusinfektionen bei MS-Kranken auszuschalten. Bei ungefähr 70 - 80 % seiner Patienten war diese Art von Behandlung erfolgreich.

Bei MS haben sich hochungesättigte Fettsäuren, kombiniert mit den antioxidativen Vitaminen E, Beta-Carotin sowie Vitamin C als hilfreich erwiesen. Bioflavonoide, die mäch-tigsten Fänger von "Freie Radikale" können zur Eindäm-mung der Nervenentzündungen eingesetzt werden. Zur Regulierung des Säure-Basen Gleichgewichtes gehören Spirulina Algen, Weizengrassaft und Mineralstoffe wie Schindeles Steinmehl oder ein Multimineralpräparat.

Eine Ernährung mit unerhitzten, basischen Lebensmitteln ist unbedingt erforderlich.

In Amerika gibt es mittlerweile mehrere MS-Kranke, die mit Hilfe von Aloe Vera Saft ihren Zustand verbessern, nahezu ihre Bewegungsfähigkeit zurückerlangten und sogar ihren Rollstuhl verlassen konnten.

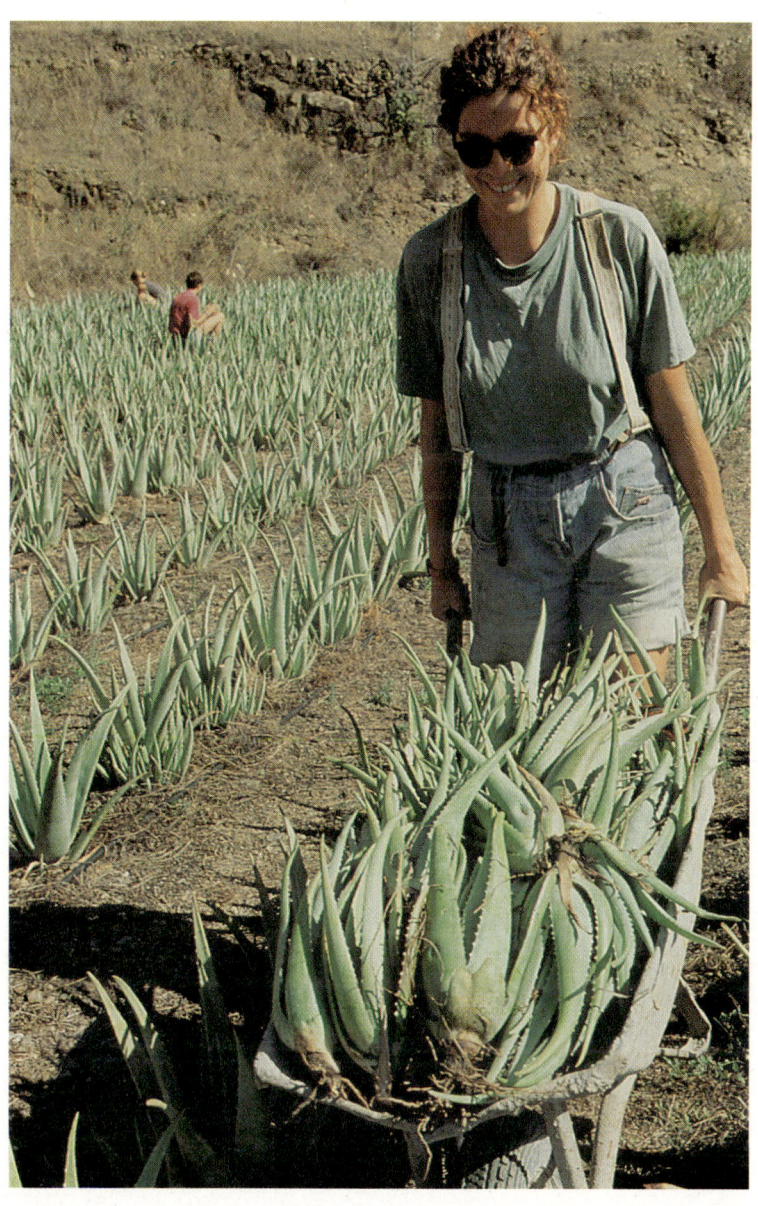

Von Aloe Vera Mutterpflanzen werden die Aloe Babys
entfernt und in ein neues Feld eingepflanzt.

ALOE ZUR REGENERATION

Werden regenerative Prozesse im Zentralnervensystem durch die Einnahme von Aloe Saft angeregt, so steigert sich unsere Antriebskraft und Lebensfreude.

Es wurde herausgefunden, daß in Verbindung mit Sonnenlicht sogenannte Mitochondrien (kleine energieproduzierende Zentren in unseren Zellen) ganz besonders dann stimuliert werden Energie zu produzieren, wenn man ihnen in Form von Aloe Vera Saft die notwendigen Polysaccharide zuführt. Unsere geistige und körperliche Leistungsfähigkeit kann dadurch spürbar angehoben werden.

Aloe Vera Saft regt darüberhinaus alle endokrinen Drüsen an, wirkt somit Degenerationsprozessen entgegen und fördert die Regenerationsfähigkeit. In Verbindung mit vollwertiger Ernährung kann sich das Allgemeinbefinden älterer Menschen erheblich verbessern und der Alterungsprozess verzögert werden.

Drogenmißbrauch schwächt jeden Menschen körperlich und seelisch. Eine Studie zeigte, daß Aloe Vera Saft half, das psychische Gleichgewicht zu stärken, Ängste abzubauen, den Allgemeinzustand zu verbessern, erholsamen Schlaf und Appetit zu fördern.

HAAR- UND KOPFHAUTPFLEGE

Zur Verschönerung und Kräftigung der Haare gibt es nichts besseres als Aloe Vera Gel! Kombinieren Sie die klassischen Haarpackungen mit Eigelb oder Mandelöl einmal mit Aloe Vera Frischblattgel. Aloe Vera Gel eignet sich nicht nur zur Kopfhautpflege, sondern auch zur Haarpflege und gibt als natürlicher Haarfestiger dem Haar Glanz und Fülle. Ob Schuppenflechte, Ekzeme oder Haarausfall, bei vielen Problemen der Haare und der Kopfhaut hat sich Aloe Vera Gel zur schonenden Pflege bestens bewährt.

◆ Die Philipinos schneiden ein Aloe Vera Blatt in Stücke und lassen den Saft auf Haare und Kopfhaut fließen. Nach geraumer Einwirkzeit werden die Haare mit klarem Wasser gespült.

◆ Aloe Vera stärkt die Haarstruktur und regeneriert Haare wie Kopfhaut gleichermaßen. Der Saft regt den gesunden Haarwuchs an und ist hilfreich bei juckender Kopfhaut und übermäßiger Schuppenbildung. Die zu weit geöffneten Kopfhautporen werden zusammengezogen, Haarwurzeln gestärkt und besser durchblutet.

◆ Viele Aloe Anwender machten die Feststellung, daß durch das Trinken von Aloe Saft Haarausfall gestoppt wird und ihre Haare schöner und kräftiger nachwachsen. Biotin (Vitamin H) und Schindeles Mineralien unterstützen zusätzlich den natürlichen Haarwuchs und Haargesundheit von innen.

DAS ALOE VERA FRISCHBLATT

Das frischgeschnittene Blatt der Aloe eignet sich besonders zur Nahrungsergänzung und Hautpflege. Bei richtiger Lagerung (10° C) halten sich Aloe Frischblätter ohne großen Gewichtsverlust über mehrere Wochen frisch. Die Schnittfläche des Aloeblattes verschließt sich immer wieder von selbst. Von der Sonne bestrahlte Blätter schließen sich mit Hilfe keimtötender UV-Strahlung schneller.

Zur kosmetischen Haut- und Schönheitspflege wie auch zur Behandlung von Verbrennungen, Verbrühungen, Sonnenbrand oder medizinischen Strahlenschäden, zur Behandlung von Akne, Insektenstichen, Abschürfungen, Schnittverletzungen usw. kann das frisch abgeschabte Blattgel verwendet werden. Bei schweren Verbrennungen 2. und 3. Grades hat es sich bewährt, Gelstücke direkt auf die betroffenen Hautpartien zu legen.

Querschnitt einer Aloe Vera Blatthälfte

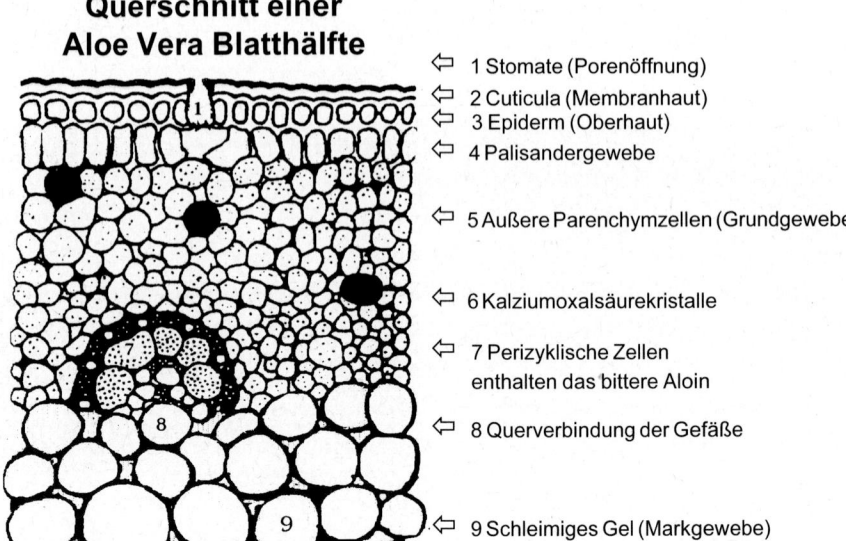

⇐ 1 Stomate (Porenöffnung)
⇐ 2 Cuticula (Membranhaut)
⇐ 3 Epiderm (Oberhaut)
⇐ 4 Palisandergewebe

⇐ 5 Äußere Parenchymzellen (Grundgewebe)

⇐ 6 Kalziumoxalsäurekristalle

⇐ 7 Perizyklische Zellen
  enthalten das bittere Aloin

⇐ 8 Querverbindung der Gefäße

⇐ 9 Schleimiges Gel (Markgewebe)

Querschnitt mit freundlicher Genehmigung von DONESTA PROMOTION - CH-Nyon

Zur Nahrungsergänzung werden daumenbreite Stücke abgeschnitten, die ungenießbare Schale wird entfernt. Das Blattinnere, das Gel, kann in kleinen Stücken verzehrt werden. Das Blattgel mit Orangensaft gemixt ergibt einen darmpflegenden Energietrunk. Besonders auf angegriffene Verdauungsorgane wie Magen, Dünndarm, Zwölffingerdarm und Dickdarm hat das frische Blattgel reinigende, schützende und wohltuende Wirkung auf Schleimhäute.

Bei Hämorrhoiden und Prostatabeschwerden können Gelstücke in das Rectum, bei Vaginalmykosen in die Scheide eingeführt werden.

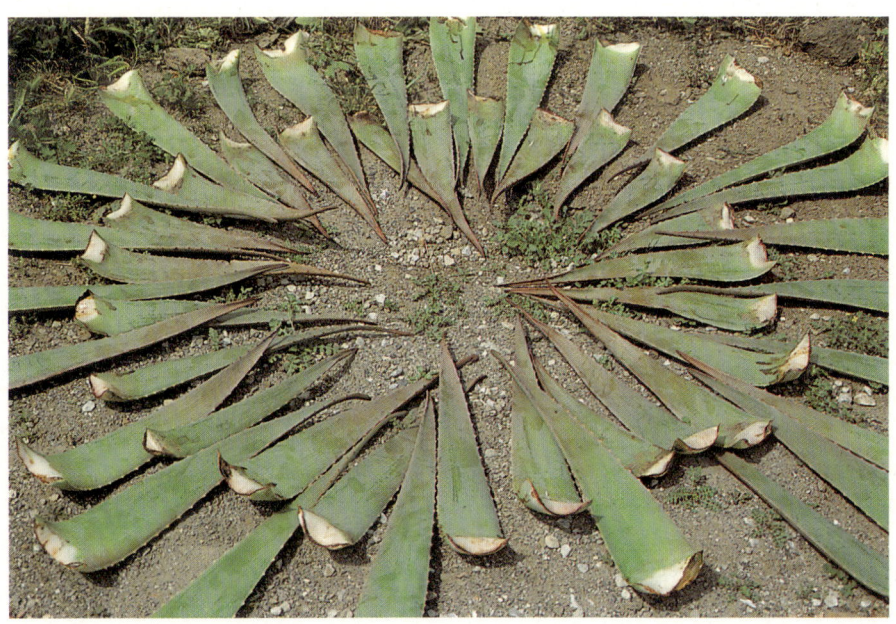

Frisch geerntete Aloe Vera Blätter werden zum Verschließen der Schnittfläche in der Sonne ausgelegt.

HAUTPFLEGE MIT ALOE VERA

Aloe Vera Gel ist seit alters her bekannt als hervorragendes Hautpflegemittel bei Verbrennungen, Verletzungen und Hautproblemen. Üblicherweise durchdringen kosmetische Wirkstoffe nur die ersten beiden Hautschichten, während Aloe Vera Nährstoffe teilweise alle sieben Hautschichten erreichen. Das Gel wird von der Haut drei- bis viermal schneller aufgenommen als Wasser, dabei kann das Gewebe manchmal bis auf die Knochenhaut versorgt werden.

Zur kosmetischen Gesichtspflege schätzen Frauen die hautnährenden, hautregenerierenden Eigenschaften der Aloe Vera. Dabei fördert die vermehrte Aktivität der Fibroblasten die Einlagerung von Kollagen (Eiweiß) in die Haut, glättet sie und macht sie elastisch und jugendlich.

Die Enzymaktivität des Aloe Pflanzensaftes wirkt reizlindernd, entzündungshemmend und schmerzstillend. Bei der Versorgung von Problemhaut wie Neurodermitis, Psoriasis, Akne, Hautgeschwüren usw., verwendet man den Saft der Aloe Vera innerlich und das Gel äußerlich. Die Haut wird mit Nährstoffen versorgt, das Zellwachstum neuer Zellen kann um das sechs- bis achtfache angeregt, die Haut vor Austrocknung und schädigenden Umweltbelastungen geschützt werden.

Bedingt durch das wachsende Ozonloch ist unsere Haut vermehrt agressiver UV-Strahlung ausgesetzt. Aloe Vera Gel hilft der Haut sich schneller zu regenerieren und Strahlenbelastungen besser auszugleichen.

Aloe Vera Gel führt bei Sonnenbrand und Verbrennungen 2. und 3. Grades zu schnellem und tiefgreifendem Regenerationsprozeß. Der natürliche Lichtschutzfaktor Stärke 2 - 3 in Aloe Vera Gel schützt die Haut kurzfristig vor den Folgen von Sonnenbestrahlung.

◆ Aloe Vera Gel reguliert hervorragend die Hautfeuchtigkeit, schützt vor Austrocknung, strafft die Haut, macht sie glatt und verleiht ihr Spannkraft.

◆ Bei erschlaffter Haut stimuliert Aloe Vera Gel das Wachstum neuer Hautzellen um das siebenfache, Fibroblasten können viel schneller Kollagen (Hauteinweiß) in die Haut einlagern.

◆ Aloe Vera Gel versorgt die Haut mit regenerierenden Nährstoffen, Ligninen und Polysacchariden, die teilweise alle sieben Schichten der Haut durchdringen und dort in die lebenden Zellen eingelagert werden.

◆ Aloe Vera Enzyme bewirken einen proteolytischen Prozeß (Abschälung), wodurch tote Zellen von der Hautoberfläche entfernt werden.

◆ Vitamin E in Aloe Vera Gel verbessert die Sauerstoffaufnahme des Gewebes, erhöht die Kapillardurchblutung und wirkt vorzeitiger Hautalterung und Faltenbildung entgegen.

◆ Aloe Vera Gel sorgt für einen natürlichenSäureschutzmantel der Haut und schützt vor schädlichen Umwelteinflüssen.

◆ Aloe Vera Gel hilft Schweiß und Schlackenstoffe leichter zu entlassen. Es kann als natürliches Deodorant unter den Achseln verwendet werden und verursacht keine allergischen Reaktionen.
Konventionelle Deodorants können toxische Schwermetalle enthalten, die über die Lypmhe in die Brustdrüsen gelangen und Brustkrebs fördern können.

◆ Zur Insektenabwehr können Gesicht und Körper
mit Aloe Vera Saft eingerieben werden.
Die natürliche Aloesäure hält Insekten und Zecken fern.

◆ Insektenstiche können zur Desinfizierung, Kühlung und
Schmerzlinderung mit Aloe Vera Gel bestrichen werden.
Auch Umschläge mit Aloe Vera Saft sind hilfreich.

◆ Verbrennungen, Schnittwunden und Schürfungen
können schneller abheilen, wenn Aloe Vera Gel
äußerlich angewendet wird. Dabei hilft das Enzym
Bradykinase, Schmerzen schnell abklingen zu lassen.

◆ Wund- und Operationsnarben blockieren immer den
Energiefluß im Körper. Narbengewebe kann sich
regenerieren, wird glatt und geschmeidig, wenn es
immer wieder mit Aloe Vera Saft oder Aloe Vera Gel
eingerieben wird.

WAS ALOE VERA SONST NOCH KANN

Ich habe ernste Fälle von Bronchitis, Erkältung und Grippe erlebt, die nach monatelanger, erfolgloser Behandlung mit Antibiotika auf Aloe Vera Saft schon nach ein bis zwei Tagen ansprachen. Auch Lungenentzündung und Atemwegsbeschwerden haben sich schnell gebessert.

Aloe Vera Saft kann hilfreich wirken bei Epstein-Barr Virus/ chronischem Müdigkeits-Syndrom, Asthma und Arthritis. Anthraquinone im Aloe-Saft bringen arthritische Entzündungen zum Abklingen. Die Bildung von Gelenkschmiere wird angeregt.

Die Ausscheidungsfunktion der Nieren wird gefördert; der Schlaf wird ruhiger und normalisiert sich zusehends.

Gefäßarteriosklerose kann sich bis zur Schmerzfreiheit bessern, denn Lupol, Salicylsäure und Magnesium in Aloe Saft können helfen, Schmerzen zu lindern.

Selbst Patienten mit Geschwüren jeder Art und mit Colitis ulcerosa konnten durch den Einsatz von Aloe Vera Saft geholfen werden.

Aloe Vera Gel hilft Blutungen stillen.
"Salyzylsäure" und das Enzym "Bradykinas" sind die Schmerzstiller mit beruhigenden Eigenschaften.

In unserer hektischen und schnellebigen Zeit hilft Aloe Vera Saft unsere Nervenkräfte zu stabilisieren und gelassener die Unwägbarkeiten des Lebens anzunehmen.

In Verbindung mit Aloe Vera Saft sprechen ganz allgemein medizinische Heilbehandlungen schneller und besser an.

WIE WIRD ALOE VERA SAFT VERWENDET?

Meine Empfehlungen gelten immer für Aloe Vera Saft, frei von abführenden Aloinen (Bitterstoffen).
Sie sollten Aloe Vera Saft immer nüchtern vor den Mahlzeiten trinken. Dadurch wird die Hydrochloridsäure im Magen neutralisiert - Mineralstoffe und Proteine können leichter aufgeschlossen werden.

Bei gutem gesundheitlichen Allgemeinzustand reichen zwei mal täglich eine Verschlußkappe (2 x 30 ml) Aloe Vera Saft vor dem Essen. Selbstverständlich kann mehr Saft getrunken werden. Je mehr, desto besser!

Bei Erkältung und Grippe werden 2 bis 4 Verschlußkappen mehrmals täglich empfohlen.
Bei Mykosekrankheiten wie Candida albicans, chronischer Müdigkeit und geschwächtem Immunsystem können Sie 2 bis 4 Verschlußkappen dreimal täglich trinken.

Krankheiten wie Krebs und AIDS erfordern zur Nahrungsergänzung hohe Dosen Aloe Vera Saft, mit einem zusätzlichen Ernährungsprogramm und gesundem Lebensstil. Für eine optimale Nährstoffversorgung brauchen jene Personen 8 bis 16 Verschlußkappen (1/4 bis 1/2 ltr.) Aloe Vera Saft über den Tag verteilt.

Als erstes werden Sie die wohltuende Wirkung auf die Verdauungsorgane beobachten. Magen und Darm funktionieren besser, die Darmschleimhäute regenerieren sich, Nahrung kann optimal verwertet werden, Sie spüren, wie die Kräfte zurückkehren. Ihre Körperzellen bekommen mehr Nährstoffe, Sie fühlen sich stärker und leistungsfähiger.

**80 % der Immunabwehrliegt im Darm.
Aloe Vera Saft mit darmregulierender Wirkung
stärkt die Abwehrkräfte in besonderem Maße.**

Auch für Kinder ist Aloe Vera Saft als Nahrungsergänzung sehr hilfreich bei: Erkältung, Grippe, Allergien, Nasen-, Hals- und Ohreninfektionen, Verdauungsbeschwerden und Hautproblemen.

Candidageplagte Kinder finden zu Ihrer alten schulischen Leistung zurück und entwickeln wieder Lebensfreude.

Empfehlung: geben Sie Ihrem Kind ein bis dreimal täglich 30 bis 60 ml aloinfreien Aloe Vera Saft, pur oder mit Fruchtsaft vermischt.

WICHTIGES ZUM REINIGUNGSPROZESS

Bei Einnahme von natürlichen entschlackenden Getränken (wie Aloe Vera Saft oder Weizengrassaft) werden Toxine ausgeschieden, die heftige Reinigungsreaktionen mit sich bringen können. Über einige Tage hinweg können Kopfschmerzen, Verdauungsbeschwerden, Hautveränderungen und Müdigkeit, auftreten. Um diese Entgiftungsphase zu unterstützen und auftretende Unannehmlichkeiten leichter zu ertragen, sollten Sie sich reichlich Schlaf gönnen, viel Flüssigkeit zu sich nehmen (destilliertes Wasser, Kräutertee), Sauna oder Vollbad nützen und in frischer Luft spazieren gehen.

Die zusätzliche Einnahme von Enzymen, Antioxidantien (Vitamin C und E, Beta-Carotin, Bioflavonoide) und Mineralstoffen (Zink und Selen) können diesen Prozeß unterstützen und beschleunigen.

Das wichtigste von allem ist, sich dem Lebensprozeß anzuvertrauen, auf sich zu achten, die Selbstheilungskräfte eintreten zu lassen und ihre Arbeit zu unterstützen.

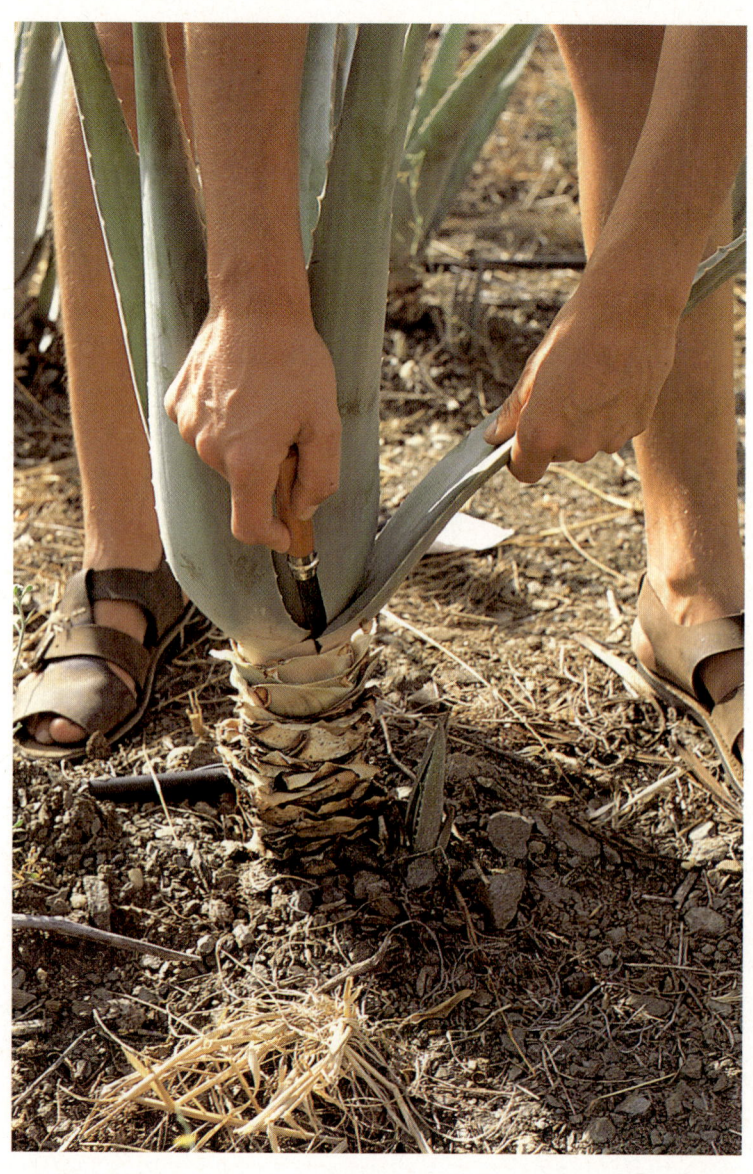

So werden Aloe Vera Blätter fachgerecht geerntet:
Am Stammansatz wird das Blatt mit einem Messer
angeschnitten und zur Seite weggezogen.

VORBEUGEN IST BESSER

Ich habe Menschen erlebt, die Krebs, Herzkrankheiten, sehr schwächende Krankheiten, ja sogar AIDS besiegt haben. Warum wurden sie gesund? Weil sie begannen, Verantwortung für ihren Körper zu übernehmen, bereit waren, ein bewußteres Leben zu führen; weil sie einfach auf ihre innere Stimme hörten und Veränderungen in ihrem Leben zuließen.

Unser Körper ist ein kostbares Werkzeug, das wir mit Hochachtung nähren und pflegen sollten. Jetzt schon sollten wir handeln und etwas für unsere Gesundheit tun, nicht erst, wenn es zu spät ist. Früherkennung und Heilung ist gut, aber einer Krankheit vorzubeugen ist noch besser.
Wer angesichts unserer Umweltbedingungen heute den Kopf in den Sand steckt, knirscht bekanntlich schon morgen mit den Zähnen.

In einer Zeit übermäßigen Gebrauchs von Antibiotika sind wir konfrontiert mit der Tatsache unerwünschter Nebenwirkungen: Viren und Bakterien werden nicht nur resistent gegen antibiotische Medikamente, sondern mutieren zu Arten, die sich letztendlich von diesen Medikamenten ernähren und dabei prächtig gedeihen.
Die WHO (Weltgesundheitsorganisation) hat die wachsende Ausbreitung von Virus- und Bakterieninfektionen bereits mit Besorgnis registriert und bestätigt die Folgen übertriebenen Antibiotikaeinsatzes.

Glücklicherweise bietet uns die Apotheke der Natur für unsere selbstgeschaffenen Probleme Lösungen an, wo chemische pilz-, bakterien- und virentötende Mittel nicht mehr greifen.

Abwehrstärkende natürliche Nahrungsergänzungen wie Vitamine, Mineralstoffe, Enzyme, Kräuter- und Grassäfte bekämpfen Infektionen nicht direkt, aber sie stärken, regenerieren und entschlacken unseren Organismus dahingehend, daß Pilze, Viren, Parasiten und Bakterien keinen Nährboden für Infektionen mehr finden. So fühlen wir uns fit, energiegeladen und leistungsfähig. Obendrein sind wir mehr gewappnet gegen Degeneration, Mykosen, Umweltgifte etc., als Menschen ohne diese Vorbeugungsmöglichkeiten.

Im Laufe der letzten Jahre habe ich ein Vorsorgeprogramm entwickelt, das darauf abzielt, körperliche Abwehrfunktionen zu stärken, Mangelerscheinungen zu verhindern und somit einer Infektanfälligkeit vorzubeugen. Dem kaltgepreßten Aloe Vera Saft aus dem ganzen Blatt gebührt in diesem Programm ein Ehrenplatz. Er gehört zu den großartigsten Nahrungsergänzungen, die ich als Arzt eingesetzt habe.

Auf den folgenden Seiten möchte ich Ihnen einige wertvolle Naturprodukte empfehlen, die zur Vorsorge eingesetzt, unschätzbare Dienste erweisen können.

Aloe Vera Saft

Empfohlene Menge zur Aufrechterhaltung der Gesundheit:
60 - 90 ml Aloe Vera Saft täglich. Bei Grippe, Infektionen,
Geschwulsten, Abwehrschwäche, Diabetes oder Herzpro-
blemen empfiehlt sich zur Nahrungsergänzung eine Menge
von 250 ml bis maximal 500 ml täglich. Am besten wird der
Saft auf nüchternen Magen, eine halbe Stunde vor dem
Essen eingenommen. Aloe Saft kann pur, mit Wasser oder
mit Fruchtsaft gemischt getrunken werden.

Acidophilus/Bifidus

Diese Bakterien gehören zu den wichtigsten Keimen der
Darmflora. Sie vergären Zucker zu Milchsäure und schaffen
dadurch im Dünndarm ein saures Milieu, das unerwünschten
bakteriellen Infektionen (z. B. bei Durchfall, Verstopfung,
Blähungen etc.) entgegenwirkt.
Bei regelmäßiger Einnahme von Acidophilus/Bifidus Keimen
kann eine gesunde Flora im Verdauungstrakt entstehen,
die das Wachstum von pathogenen Organismen wie
Parasiten, Bakterien und Hefepilzen verhindert und zu
gesunder Darmfunktion verhilft.

Weizengrassaft

mit seinem Reichtum an Chlorophyll, seltenen Enzymen,
allen bekannten Mineralstoffen und einem sehr hohen Vita-
mingehalt dient es zur Unterstützung der Blutreinigung
und Blutbildung. Entgiftung und Zuführung von Zellnähr-
stoffen ist die Aufgabe aller Chlorophyllsäfte. Grüne Säfte
sind die stärksten Basenbildner zur Regulierung des Säure-
Basen Gleichgewichts mit außergewöhnlich hohem Energiegehalt. Weizengrassaft ist eingefangener Sonnenschein.

**100 g Weizengrassaft entsprechen dem Nährwert
von 2 kg bestem Gemüse.**

Alfalfa Sprossen und Alfalfa Pulver

Alfalfa, bei uns auch als Luzerne bekannt, ist eine altbekannte Kleeart, die zum Keimen von Alfalfasprossen verwendet wird. Alfalfagrün gilt als Kraftnahrung und wegen seines Reichtums an Kalzium, vielen weiteren Mineralstoffen und Chlorophyll eine vorzügliche Nahrungsergänzung zur Regulierung des Säure-Basen-Gleichgewichts.

50 g Alfalfasprossen enthalten schon 600 mg Kalzium und 1000 mg Vitamin C (entspricht 6 Gläsern Orangensaft frisch gepreßt). Alfalfa-Pulver und Alfalfa-Tabletten sind als Fertigprodukte in Rohkostqualität im Handel erhältlich.

Zink

Dieses Spurenelement ist in mehr als 100 Körperenzymen enthalten und zur Steuerung des Stoffwechsels unentbehrlich. Zinkmangel zeigt sich in Abwehrschwäche, Faltenbildung, Potenzstörungen, Prostatabeschwerden, Konzentrationsstörungen, Akne, Diabetes und Gefühlskälte. Die Algenspezialität "Spirulina Zink" mit organisch gebundenem Zink kann vorbeugend verzehrt werden und helfen, Mangelzustände zu beseitigen.

Selen

Selen ist ein lebenswichtiges Spurenelement, das zur Erhaltung der Abwehrkräfte von großer Bedeutung ist. Inzwischen sind unsere Kulturböden ausgelaugt und arm an Selen - entsprechend selenarm sind unsere heimischen Mehl- und Getreideprodukte. Wissenschaftliche Studien weisen aus, daß bei ausreichender Selenversorgung die Krebsrate im Durchschnitt um 50 % vermindert werden könnte. Getreide, ungeschälter Sesam und Kokosnüsse sind klassische Selenlieferanten. "Spirulina Selen" Tabletten mit organisch gebundenem Selen sind eine empfehlenswerte Nahrungsergänzungen zur natürlichen Selenversorgung.

Spirulina-Microalgen

Neben Weizengrassaft gehören Spirulina-Algen zu den wenigen Nahrungsmitteln, von denen sich der Mensch längere Zeit ohne Mangelerscheinungen ernähren kann. Das ausgeglichene Nährstoffspektrum mit 60 % essentiellen Aminosäuren, Chlorophyll, Vitamine - vor allem Beta Carotin und B-Vitamine inclusive B12, Enzyme, Mineralstoffe und ungesättigten Fettsäuren machen die Minialge Spirulina zur wertvollen Nahrungsergänzung. Unsere Zivilisationkost enthält nicht mehr ausreichend Vitalstoffe, deshalb ist die zusätzliche Einnahme von Spirulina empfehlnswert für alle Altersgruppen. Der hohe Proteingehalt von 60 % führt zu einem wohltuenden Sättigungsgefühl. Wenn Sie also abnehmen wollen, nehmen sie vor den Mahlzeiten 5 - 6 Spirulina Tabletten mit Flüssigkeit. Das einstellende Sättigungsgefühl läßt sie weniger essen und die Pfunde purzeln. Spirulina ist auch eine sehr gute Notnahrung. Mit Wasser und Spirulina können Sie sich monatelang ernähren. Während einer Fastenkur haben sich Spirulina Algen zur Überwindung der typischen Fastenkrisen sehr bewährt.

Indian Essence

ist eine Mischung aus 9 verschiedenen Kräutern, die aus der traditionellen Indianermedizin zu uns gekommen ist. Berühmtheit erlangte das indianische Kräuterelixier durch eine Krankenschwester in Kanada, die diese Essenz bei Krebskranken mit beachtlichen Erfolgen angewendet hat. Die Stärke dieser Kräuteressenz liegt in der Entschlackung, Blutreinigung und Mobilisierung der Abwehrkräfte. Um die Engiftung nicht zu heftig anzufeuern, beginnt man mit 2 Eßl. Kräuteressenz und steigert langsam auf maximal 6 Eßl. täglich. Indian Essence kann sehr gut in Kombination mit Aloe Vera Saft getrunken werden.

Schwarzkümmelöl und Nachtkerzenöl

Essentielle Fettsäuren werden für den Menschen der westlichen Welt immer bedeutsamer: Der Mangel an lebenswichtigen, gesunderhaltenden Fettsäuren vergrößert sich durch denaturierte, minderwertige Industrienahrung in zunehmendem Maße.

Ohne Sauerstoff kein Leben: Öle mit hochungesättigten Fettsäuren optimieren die Sauerstoffverwertung. Bei Hautproblemen, müder Haut und Unterversorgung der Körperzellen, hat sich Nachtkerzenöl innerlich wie äußerlich angewendet bewährt. Nach exzessivem Alkoholgenuß sorgen hochungesättigte Fettsäuren für bessere Sauerstoffverwertung und bringen rasche Linderung.

Schwarzkümmelöl mit antibiotischen und antimykotischen Nährstoffen leistet einen besonderen Beitrag zur Mobilisierung der Abwehrkräfte. Für Allergiker und Immungeschwächte sind die zellschützenden, entzündungshemmenden sowie ausgleichenden Eigenschaften von Schwarzkümmelöl ein hilfreicher Bioregulator, der ebenso zur Pflege von Problemhaut verwendet werden kann.

Empfehlung: Morgens und abends je 1 Teelöffel Schwarzkümmelöl zu den Mahlzeiten.

Vitamin E

Das Verjüngungs- und Fruchtbarkeitsvitamin ist heutzutage wertvoll für jeden von uns, denn es hilft "Freie Radikale" und schädigende Fette zu neutralisieren; es verstärkt die Bildung von Hormonen, verbessert die Sauerstoffverwertung in den Zellen, wirkt durchblutungsfördernd, energiesteigernd und leistungsfördernd. Vitamin E hilft, Einflüsse von UV-Strahlung durch das Ozonloch besser auszugleichen.

Als Nährstoff für besseren Zellschutz und Hautschutz gehört Vitamin E zu den wichtigsten Antioxidantien.

46

Vitamin C

Eines der bedeutendsten Vitamine, die unseren Körper gegen die Bedrohungen durch Streß und Umweltgifte schützen, ist Vitamin C. Als "Königsvitamin" stärkt Vitamin-C das Immunsystem, erhöht die Bildung wichtiger Hormone, nimmt Giften ihre Wirkung, hilft bei der Bildung von kräftigem Bindegewebe, fördert die Durchblutung.

Natürliches Vitamin C aus der Acerolakirsche verwertet der Körper zehn mal besser als reine Ascorbinsäure und fördert nicht die Entkalkung von Knochen und Zähnen. Mindestens 500 mg Vitamin C täglich sind heute für einen Erwachsenen zur Vorsorge angeraten. Krankheit, Arbeit am Bildschirm, Umwelt- und Medikamentenbelastungen erfordern entsprechend höhere Vitamin C Gaben. Aktuelle Ergebnisse in der Herzforschung beweisen, daß ein hoher Prozentsatz an Herz-Kreislauferkrankungen auf Nährstoffmangel, hauptsächlich auf Mangel an Vitamin C zurückzuführen ist. Vitamin C trägt zur Kollagenbildung bei, Blutadern und Blutgefäße bleiben stabil und elastisch. Bei unzureichender Nährstoffzufuhr kommt es zu feinsten Rissen in den Blutbahnen, die Vorstufe von Skorbut. Zahnfleischbluten kann schon als eine Vorstufe von Skorbut angesehen werden. Unser Reparatursystem versucht diese Risse mit Cholesterin zu "kitten". Hohe Cholesterinwerte sind ein Zeichen für zu hohen Konsum an tierischem Eiweiß und Streß sowie für unzureichende Nährstoffzufuhr durch Mangelernährung. Bei ausreichender Zufuhr von Vitaminen, Mineralien, Enzymen, Bioflavonoiden und Aminosäuren könnten die meisten Herz-Kreislaufprobleme vermieden, bzw. gelindert werden. Dies gilt selbstverständlich auch für andere Zivilisationskrankheiten wie Diabetes und Krebs.

Sogar das ehemalige Gesundheitsministerium ließ vor einigen Jahren verlauten: "80 % unserer Krankheiten sind ernährungsbedingt".

Chrom

Wenn die Reizschwelle sehr niedrig liegt, die Nerven blank liegen, Abgeschlagenheit sich breit macht, ständig versucht wird mit Süßigkeiten die depressive Stimmung zu vertreiben, die Bauchspeicheldrüse nicht mehr richtig funktioniert, dann könnte akuter Chrommangel die Ursache dieser Befindlichkeitsstörung sein. Mit Chrom reguliert sich der Blutzuckerspiegel und Alkoholabhängige sind schon mit Chrom von ihrer Droge weggekommen, weil Blutzuckerwerte sich einpendelten, Alkohol nicht mehr notwendig war. "Spirulina Chrom" Tabletten mit organisch gebundenem Chrom sind hier hilfreich einsetzbar. Bei hohem Weißmehl- und Zuckerkonsum ist eine Ergänzung dringend angeraten.

Schindeles Mineralien

sind ein natürliches, leicht aufnehmbares Steinmehl. Reich an Kieselerde, Kalium, Eisen, Kalzium, Magnesium, Zink und 33 weiterer Mineralien und Spurenelementen, dienen Schindeles Mineralien als Nahrungsergänzung. Zur Förderung der Körperfunktionen und zur Regulierung des Säure-Basenhaushaltes sollte heute jeder diese wichtigen Nährstoffe zuführen, weil sie nicht mehr in ausreichenden Mengen in der Nahrung vorkommen. Schindeles Mineralien haben positive Auswirkungen auf Haut, Haare, Fingernägel.[28]

Bioflavonoide

sind als Vitaminhilfsstoffe zwanzigmal wirkungsvoller als Vitamin C und fünfzigmal so effektiv wie Vitamin E. Sie gewährleisten die verbesserte Aufnahme der Vitaminen einerseits, sind andererseits in der Lage, Ablagerungen in blutführenden Gefäßen und Körperzellen abzubauen und Abwehrkräfte zu stärken. Bioflavonoide passieren die Blut-Hirnschranke, schützen und reinigen Gehirnzellen. Sie sind die besten Fänger von "Freien Radikalen", die durch Streß, Strahlung, und Umweltverschmutzung entstehen.

TYPISCH ALOE VERA

Aufgrund der Signaturenlehre kann man erkennen, welche besonderen Eigenschaften der Wüstenlilie innewohnen. Die angedeuteten Blattstacheln zeigen ihre abwehrenden Kräfte an. Tatsächlich enthalten alle bestachelten Pflanzen vom Kaktus bis zur Rose abwehrstärkende Substanzen.

Ein abgeschnittenes Blatt wird sich schnell verschließen wollen, um nicht auszulaufen; ein Hinweis auf die wundschließende Eigenschaft der Aloe.

Viele Monate lang kann eine Aloepflanze ohne Regen auskommen. Sie speichert Wasser in ihren fleischen Blättern, schließt die Poren und trocknet deshalb nicht aus; damit signalisiert sie uns ihre Wasserspeicherkapazität, die unserer Haut ein Feuchtigkeitsdepot verleiht.

Eine ausgewachsene Mutterpflanze hat die Tendenz, viele Babypflanzen aus ihrem Wurzelstock austreiben zu lassen. Wegen ihrer mütterlichen Art und ihrer Fähigkeit, Wasser speichern zu können, wird sie dem Tierkreiszeichen Krebs zugeordnet. Dabei steht Wasser für Gefühle. Sammeln wir zuviele negative Gefühle an, bilden sich Taschen, gefüllt mit negativen Seeleninhalten, die sich als Zysten, dann als Geschwüre oder Tumore manifestieren. Alles hat seine Entsprechung; russische Ärztinnen haben dies sehr früh erkannt und die Aloe bei Krebserkrankungen eingesetzt. Die homöopathische Regel, "Gleiches für Gleiches", findet hier Bestätigung. Wenn die mütterlichen Energien einer Frau nicht fließen können, weil ihre Mutterschaft verhindert wird, können in ihrem Unterleib wilde Zellen (Geschwüre oder Geschwulste) entstehen. Auch hier wird man zur Regulierung zur Aloe greifen. Aloe fördert die Menstruation und hilft bei abnormalen Regelblutungen, überschüssige Gebärmutterschleimhaut abzubauen.

ZUR QUALITÄT
VON ALOE VERA PRODUKTEN

Es gibt nahezu tausend Hersteller von Aloe Vera Saft. Schlechte Qualität und Irreführung durch täuschende Etikettierung der Produkte sind nicht selten. Ich rate deshalb allen Verbrauchern, sich über Herkunft, Verarbeitungsweise, Konservierungsart, Wasserzugabe und Zusatzstoffe des Pflanzensaftes zu informieren.

Das frisch geerntete Aloe Vera Blatt muß schonend zu Saft verarbeitet werden, damit die Wirksamkeit empfindlicher Inhaltsstoffe gewährleistet wird. Aloe Vera Saft sollte so gefiltert und steril abgefüllt werden, daß Hefen, Bakterien und Parasiten im fertigen Saft nicht nachzuweisen sind. Zur notwendigen Stabilisierung werden in der Regel Vitamin-C (Ascorbinsäure), Benzoe- und Sorbinsäure verwendet.

Aloe Vera Saft aus dem ganzen Blatt enthält mehr Nährstoffe, weil sich diese mit den Jahren vermehrt in die Schale einlagern. Noch vor einigen Jahren enthielten Aloe Vera Produkte aus dem ganzen Blatt das unbekömmliche Aloin und Aloin-Emodin. Diese abführenden Stoffe befinden sich zwischen Blattgrün und dem Fruchtmark, dem Gel. Aloine müssen so wertschonend herausgefiltert werden, daß empfindliche Enzyme, Vitamine erhalten bleiben und Acemannanketten nicht durch Überhitzung gebrochen werden. Nur einigen wenigen Saftherstellern ist es gelungen, Aloine ohne Qualitätsverluste aus dem Saft des ganzen Aloe Vera Blattes zu entfernen.

Gute Qualitätssäfte aus dem Gel und aus dem Ganzblatt haben ihren Preis und sind keine Billigware. Wie in USA, werden auch bei uns neue Aloe Vera Getränke mit Fruchtaroma auf den Markt kommen und das Angebot erweitern.

Folgende Aloe Vera Saftarten werden angeboten:

Aloe Vera Saft aus dem Gel
Das Blattmark (Gel) wird herausgeschält und gepreßt.
Die aloinhaltige Blattschale wird nicht verarbeitet.
Gebräuchlichste Saftvariante mit leicht bitterem Geschmack.
Gelsäfte ohne Konservierungsstoffe werden mittels
schonender Pasteurisierung haltbar gemacht.

Aloe Vera Saft aus dem ganzen Blatt mit Aloin
Saft aus Gel und Schale mit abführenden Bitterstoffen.
Wegen des vollen Aloingehalts dürfen nur 1 - 2 Eßl. täglich
eingenommen werden. Nicht für Schwangere, nicht für den
Dauergebrauch, nicht frei verkäuflich.

Aloe Vera Saft Konzentrat, aloinfrei
Durch Wasserentzug hergestelltes Aloe Saftkonzentrat,
aloinfrei. Entweder aus dem ganzen Blatt oder aus dem
Gel. Um Vitamine und Enzyme zu schonen, sollte
Wasserentzug unbedingt unter 48 ° C unter Vakuum erfolgen.

Aloe Vera Saft aus dem ganzen Blatt ohne Aloine
Schale und Gel werden getrennt gepreßt. Der Schalensaft
wird enzymatisch aufgeschlossen, abführendes Aloin und
Aloin Emodin entzogen. Danach werden Schalensaft und
Gelsaft wieder gemischt. Aloe Vera Saft aus dem ganzen
Blatt enthält mehr Nährstoffe.

Aloe Vera Pulver
wird durch Wasserentzug und anschließender Vermahlung
des getrockneten Gelfilets gewonnen. Desweiteren werden
Sprühtrockenverfahren und Gefriergetrocknung zur Gewin-
nung von Aloe Vera Pulver eingesetzt. Der Vorteil von Aloe
Vera Pulver ist die Möglichkeit der Hochdosierung, die
längere Haltbarkeit und das geringe Gewicht. Noch nicht in
Europa verfügbar.

DIE NÄHRSUBSTANZEN IN ALOE VERA

Zahlreiche Wissenschaftler haben sich weltweit mit der Bestimmung der Inhaltsstoffe und deren Wirkung beschäftigt. Mit Hilfe neuester technischer Analysemethoden wurden bis heute 160 Inhaltsstoffe nachgewiesen.
Universitäten sind mit der Erforschung weiterer Inhaltsstoffe und deren Zusammenwirken beschäftigt.

Saccharide:

Acemannan	Uronsäure	Galakturonsäure
Glukuronsäure	Manuronsäure	Rhamnose
Glukose	Zellulose	Arabinose
Mannose	Aldopentose	
Galaktose	Xylose	

Anthrachinone:

Barbaloin	Aloin	Isobarbaloin	Aloe Emodin
Anthranol	Anthracen	Zimtsäure	Resistannol
Aloesäure	Emodin	Chrysophansäure	

Enzyme:

Oxidase	Amylase	Bradykynase	Zellulase
Katalase	Lipase	Oxidase	Phosphatase
Pentosane	Aliinase	Protease	

Creatine-Phosphokinase
Lactic-Dehydrogenase
5' Nucleotidase
SPGT Transaminase
SGOT Transaminase

Aminozucker:
Glucosamin   Galactosamin

Vitamine:
Vitamin A
Vitamin B1
Vitamin B2
Vitamin B3
Vitamin B6
Vitamin C
Vitamin E
Niacin
Carotin
Beta Carotin
Cholin
Folsäure

Mineralstoffe:

Aluminium	Kalzium	Schwefel	Chlor
Eisen	Kupfer	Natrium	Mangan
Kalium	Chrom	Magnesium	Phosphor
Zink			

Aminosäuren (Eiweißbausteine):

Lysin	Histidin	Prolin	Hydroxyprolin	Cystin
Threonin	Glutamin	Salin	Asparagin	Arginin
Valin	Glycin	Leucin	Isoleucin	Serin
Tyrosin	Alanin	Glycerin	Phenylalanin	Methonin
Aspartan				

Fettsäuren:

Cholesterol	Campesterol	Beta-Sitosterol	Lupeol

Desweiteren enthält Aloe Vera:
Lignine, Saponine
Salizylsäure
ätherische Öle

SPAGYRISCHE ALOE VERA ESSENZ

Die Spagyrik ist eine der ältesten Formen der Kräuterzuberei-
tung, die von Paracelsus zu einer Zeit beschrieben wurde, als
die Spagyrik schon fast in Vergessenheit geraten war. Der
Begriff stammt aus dem Griechischen und bedeutet:

"spao = ich trenne - ageiro = ich verbinde".

Die Spagyrische Aufberitung erfolgt immer in drei Stufen:
1. Trennung, 2. Reinigung, 3. Wiedervereinigung.
Bei dieser Art der Zubereitung wir die Grundsubstanz von
Schlacken befreit, so daß ein vollkommen reines Endprodukt
zur Verfügung steht. Verwendet werden alle Teile der
Pflanze als Ausdruck der Gesamtheit ihres Wesens. Sie
werden zu einem Brei verarbeitet und einem Gärprozess
unterzogen, ähnlich wie bei der Herstellung von Wein. Der
vergorene Ansatz wird destilliert und die leicht alkoholische
Essenz abgefüllt. Die Destillationsreste werden getrocknet
und verascht, bzw. kalziniert, nur mineralische Bestandteile
bleiben übrig. Mineralpulver und Destillat werden gemischt
und einem Reifeprozeß überlassen. Anschließend wird der
Ansatz gefiltert und achtfach potenziert. Der Herstellungs-
prozeß unter Berücksichtigung astrologischer Rhythmen
trägt zur Qualitätsverstärkung der Essenz bei.
Das Wesen der Aloe Vera verkörpert das Yin-Yang Prinzip
und verbindet das Geistige mit dem Materiellen. Innerlich
eingenommen, hilft die spagyrische Aloe im seelischen
Bereich einen stärkeren Schutz vor äußeren Einflüssen
aufzubauen, das innere Gleichgewicht zu stärken, um in
einer rauhen Umwelt besser bestehen zu können. Signifikant
ist die stimmungsaufhellende Wirkung und die Stärkung
der Immunkräfte über das Organisationssystem. Äußerlich
angewendet dient Aloe Vera Essenz mit 20 % Wasser
gemischt der Pflege gestreßter und problematischer Haut.

ERNÄHRUNG UND IMMUNSTÄRKUNG

Dr. John C. Pittman
"Health consciousness", Volume 13, No. 1/1992 berichtet:

"Eppstein Barr Virus, das chronische Müdigkeitssyndrom, alle Candidaüberwucherungen, AIDS und andere Infekte sind reine Immunschwächekrankheiten und haben ihre Ursache in der Unterversorgung mit Nährstoffen und schlechter Verstoffwechselung der Nahrung.

Unsere Nahrung ist hinsichtlich ihrer Zusammensetzung und ihrem Energiegehalt größtenteils denaturiert und mangelhaft, sodaß viele Menschen trotz Nahrungsüberfluß "hungern". Durch ungenügende Zufuhr von Vitaminen, Spurenelementen, Mineralstoffen, Enzymen etc. kann die verzehrte Nahrung nicht ausreichend aufgeschlossen und verwertet werden. Dadurch stehen dem menschlichen Organismus zu wenig elementare Nährstoffe zur Verfügung, um die Körperzellen zu erneuern und Energie für die Verstoffwechselung der Nahrung bereitzustellen.

Diese Unterversorgung der Körperzellen ist sehr häufig die Ursache für die Schwächung des chemischen Stoffwechselprozesses. Dieser bewirkt die Versorgung der Zellen mit Nahrung, garantiert Energiezufuhr für die Zellfunktionen und ermöglicht den Abtransport von Schlacken aus den Zellen. Das betrifft alle Zellen im Körper, also auch die Zellen mit Immunfunktion wie weiße Blutzellen (Makrophagen, Monozyten, Lymphozyten) und rote Blutzellen, die an Eisen gebundenen Sauerstoff transportieren. Neben der nahrungsbedingten Unterversorgung leiden die Zellen auch noch an Sauerstoffmangel.

Unterernährung der Zellen ist *eine* Ursache für den Zusammenbruch des Immunsystems. Auch mangelhaft verdaute Nahrungsreste können verschiedene krankmachende Reaktionen auslösen: Nahrungsreste werden zu Reizstoffen und verursachen Schleimhautentzündungen in den Verdauungsorganen. Zerstörende Chemikalien und Enzyme werden freigesetzt und schwächen die Schleimhautfunktion der Verdauungsorgane. Nun kann das Fremdeiweiß der schlecht verdauten Nahrung durch die porös gewordenen Schleimhäute in die Lymphbahnen der Verdauungsorgane eindringen und zirkulieren. Das aufgenommene Protein wird als Fremdeiweiß erkannt und von den Zellen des Immunsystems angegriffen. Antikörper verbinden sich mit den Proteinen und rufen Makrophagen und Monozyten zu Hilfe. T-Zellen treffen daraufhin ein und stellen Enzyme und Sauerstoff bereit, um den Stoffwechselabbau der Fremdporteine einzuleiten.

Das Resultat dieses Prozesses ist ein permanent gefordertes Immunsystem, das wie eine Batterie leerzulaufen beginnt. Wird die Zufuhr von allergieauslösenden Stoffen nicht gestoppt und werden immunsystemstabilisierende Nährstoffe nicht in ausreichender Menge zugeführt, so bricht die körpereigene Abwehr durch diesen Dauerstreß zusammen.

Neben diesem chronischen Allergiezustand bieten unverdaute Nahrungsreste Hefepilzen wie zum Beispiel "Candida albicans" und anderen Parasiten eine ideale Basis zur Überwucherung. Candidabefall der Verdauungsorgane hat verheerende Wirkungen auf den ganzen Körper. Die Stoffwechselgifte der Hefepilze belasten zusätzlich das Abwehrsystem in hohem Maße.

Nahrungsmittelallergien verschlechtern sich in der Folge, Verdauungsstörungen mit starken Blähungen stellen sich ein, Unterzuckerung des Blutes folgt und es bildet sich ein Übermaß an Schleimstoffen. Hautausschläge entlassen Gifte nach außen, extreme Müdigkeit macht sich bemerkbar.

Durch den verminderten Stoffwechsel entstehen zudem Entzündungen, die alle Körperzellmembranen in Mitleidenschaft ziehen. Diese Stoffwechselreaktionen haben großen Sauerstoffverbrauch zur Folge und als Abfallprodukt werden zellzerstörende "Freie Radikale" produziert. Diese negativ geladenen Sauerstoffmoleküle versuchen, in den Körperzellen verzweifelt ihre elektrische Ladung auszugleichen und schlagen - nach positiver Ladung gierend - Löcher in die Zellmembrane. Die Eingeweideschleimhäute werden dadurch noch mehr destabilisiert und die Durchlässigkeit für unerwünschte Fremdproteine erleichtert.

All diese Prozesse geschehen in einem gefährlichen Zusammenspiel und schwächen somit das Immunsystem.
Ohne gezielte Immuntherapie mit Änderungen in der Lebensführung, mit Ernährungsumstellung unter Einsatz von Nahrungsergänzungen, schraubt sich die Spirale geradewegs in die Katastrophe.

Glücklicherweise gibt es eine Behandlungsmöglichkeit, die in mehrfacher Weise in der Lage ist, das Abwehrsystem zu stabilisieren und den Krankheitsverlauf umzupolen. Aloe Vera spielt hierbei eine Schlüsselrolle und wurde uns geschenkt, auf verschiedenen Wirkungsebenen die Immunfunktionen zu verbessern. Der Hauptwirkstoff Acemannan in Aloe Vera ist in der Lage, die angeführten zerstörenden Prozesse zu stoppen und die Abwehrfunktion zu stärken.

Im Eingeweidebereich wirkt Acemannan als potenter Antientzündungsfaktor, neutralisiert viele der schleimhautzerstörenden Enzyme und löscht dadurch das Feuer der Entzündung. Infolge verminderter Schleimhautdurchlässigkeit und geringerer Aufnahme von allergieauslösenden Fremdproteinen verbessert sich rasch der körperliche Allgemeinzustand.

Der Kreislauf von Stoffwechselstörung und Zellunterversorgung ist unterbrochen, wenn Acemannan die Aufnahme der Nährstoffe normalisiert und die Aufnahmetoleranz von Allergenen erhöht. Das Immunsystem wird stärker, funktioniert kontrollierter und ist besser gerüstet für Angriffe jeglicher Art.

Aloe Vera Saft schafft es, den Stoffwechsel zu aktivieren, Verdauungsorgane zu entgiften, "Freie Radikale" zu bekämpfen und Immunzellen zu stimulieren. In Labortests und in der klinischen Anwendung hat Aloe Vera mit dem Hauptwirkstoff Acemannan seine Wirksamkeit auf allen Ebenen der Immuntherapie demonstriert.

Die Heilkräfte der Aloe sind seit 6 000 Jahren bekannt. Doch nun haben wir auch noch die wissenschaftliche Grundlage, dieses Geschenk der Natur in angemessener Weise zu schätzen und dankbar zu sein für diese erstaunliche Pflanze, die wirkliche Heilung und Erhaltung der Gesundheit bringen kann."

SIBYLLE'S ERFAHRUNGEN MIT ALOE VERA

Von 1988 an litt ich an einer Blasenentzündung, die mit Antibiotiaka behandelt, mehrere Rückfälle nach sich zog. Eine Nierenentzündung mit Erythrozyten im Urin folgte, die ebenfalls mit Antibiotika behandelt wurde.

Mein Zustand verschlechterte sich, ich war ständig erkältet und meine Harnwege brannten oft. Zwei Jahre hielt dieser Zustand an und ich fühlte mich kraftlos und ausgelaugt.

Eine erneute Blasenentzündung wurde wieder mit Antibiotika behandelt. Wenige Wochen später bekam ich eine Grippeinfektion. Mein Immusystem war zu schwach, um die Erreger zu bekämpfen - so zehrten 5 Monate lang Fieber oder erhöhte Temperatur an meinen Kräften.

Ein naturheilkundlich orientierter Arzt stellte endlich starken Candidabefall fest. Nach einer Nystatinbehandlung war ich fieberfrei. Kaum hatte ich mich über meine Besserung gefreut, machte mir nach wenigen Wochen eine erneute Mykoseattacke zu schaffen.

Während eines Fluges nach Madrid, lernte ich durch meine Reisebegleiterin Dr. John Finnegan kennen, der mir als Spezialist für dieses Fachgebiet genannt wurde.
Er stellte mir ein Ernährungsprogramm zusammen, kombiniert mit chinesischen Kräutern, Vitaminen und Goldsiegelwurzel-Pulver. Meine Abwehr verbesserte sich dadurch, die Pilzinfektion verschwand, aber ich fühlte mich immer noch sehr schwach. Erst nachdem ich begann, auf seine Empfehlung hin Aloe Vera Saft zu trinken, stieg mein Energiepegel kontinuierlich an.

Von nun an fühlte ich mich täglich wohler. Meine Blase war nicht mehr so empfindlich, meine Nieren arbeiteten besser.

Ich spürte, daß bei mir ein starker Entgiftungsprozeß einsetzte. Nur noch selten erkältet, schienen die Lebensgeister zu mir zurückzukehren und es stellte sich ein positives Lebensgefühl ein. Regelmäßige Pilztests bestätigten, daß meine Candidamykose im Darm ausgeheilt war. Als ich dann noch begann, Aloe Vera Gel aus den frischen Blättern zu essen, setzte eine schnelle Regeneration ein, wie ich sie selten erlebt hatte. Gedärme reinigten sich von alten Schlacken, der innere Müll verließ meinen Körper und es fühlte sich an, als ob ich täglich eine Energiespritze erhielt.

Gleichzeitig gingen Empfindlichkeiten zurück; z. B. waren meine geschwächten Bronchien nicht mehr so anfällig, die durch Mykosegifte verursachte Nervosität und auch mein unruhiger Schlaf besserten sich erfreulich.

Um vorzubeugen nehme ich jetzt immer etwas Aloe Vera Saft zu mir, auch um Umweltbelastungen und meine körperlichen Schwächen auszugleichen. Wichtig ist mir, Aloe Vera vorsorglich einzunehmen, um vor Geschwulstkrankheiten geschützt zu sein.

Ein bis zwei mal im Jahr mache ich zur Vorsorge eine richtige Reinigungs- und Stärkungskur mit Aloe Vera.

An mir selbst habe ich erfahren, daß eine tiefgreifende Verbesserung des Allgemeinzustandes möglich ist, wenn man mit der richtigen inneren Haltung und den Schätzen der Natur, den Selbstheilungskräften eine Chance gibt.

Daß unser Schöpfer eine so großartige Pflanze wachsen läßt, dafür bin ich ihm sehr dankbar.

Es war bestimmt kein Zufall, daß John zur rechten Zeit mit dem richtigen Rat mir zur Seite stand. Dafür möchte ich mich herzlich bei ihm bedanken.

Sibylle Areco, München

CARONS GESCHICHTE

Eine der schockierendsten Nachrichten ist die Information, daß der Körper durch den unbarmherzigen Feind Krebs zum zweiten Mal bedroht ist.

Nach der Diagnose "Gebärmutterkrebs" war eine vollständige Entfernung der Gebärmutter nicht mehr zu vermeiden. Man teilte mir mit, daß ich nach dem Eingriff mit Bestrahlungen noch 50% Überlebenschance hätte. Allein die wahrscheinlichen Begleiterscheinungen waren für mich sehr beängstigend.

Es schien, als ob bereits vor der Untersuchung und den Testergebnissen ein Urteil über mich gefällt war. Ein mir bereits schon vertrautes Gefühl von drohender Gefahr trieb einen Keil in mein Herz und erfüllte mich mit Gefühlen von Verlassenheit und Angst.
Ich erzählte dem Arzt bei der Anamnese von meiner Furcht und den warnenden Hinweisen wiederkehrender Depression im Verlauf der letzten fünf Jahre, die mich an den Rand eines Selbstmordes brachten. Diese Verzweiflungsgefühle steckten anscheinend nicht nur in meinem Kopf, sondern auch in meinem Körper.
Seine Diagnose war kaum mehr eine Überraschung: Wiederholter Gebärmutterkrebs an der Narbe der ersten Operation. Der Tumor von 3x3x2 cm schien mir in meinem Bauch wie ein wucherndes schwarzes Ungetüm, das dabei war, mich zu verschlingen.

In der Folgezeit erlebte ich sehr intensiv den Teil von mir, der sterben wollte. Nach Selbstanklagen, Selbsthaß und Beschuldigungen warnte mich eine Stimme vor Depression und Selbstzerstörung.

Etwas in meinem tiefsten Inneren rief "nein" zum Tod und "ja" zum Leben. Von da an wollte ich auf emotionaler, mentaler und physischer Ebene alles klären, was meinen Zustand verursacht hat. Dabei sollte meine "innere Dunkelheit" einfürallemal vom "Licht" besiegt werden. Im Inneren war ich sicher, diesen Kampf zu gewinnen.

Ich begann Möglichkeiten und Wege zu erforschen, mein Immunsystem zu regenerieren. Gleichzeitig wollte ich meine Vergangenheit aufarbeiten und psychisch bedingte Ursachen für meine Krankheit aus der Welt schaffen.

Negative Gedankenmuster wandelte ich zu positiven Bildern um. In meiner Vorstellungskraft wuchs mein Immunsystem und verschlang den Krebs. Ich verbrachte eine wunderbare Zeit damit, kreativ zu sein; Farben, Ozeanwellen und Musik setzte ich ein, um mich zu reinigen und das Wachstum innerer Dunkelheit zu stoppen.

Jetzt wußte ich, daß ich die Krankheit als Chance zur Wandlung nützen konnte. Dabei standen mir Freunde und Helfer mit all ihrer Liebe und Anteilnahme und meine Mutter als beste Freundin und Krankenschwester zur Seite.

Ein Freund empfahl mir im richtigen Augenblick, eine Konsultation bei Dr. John Finnegan. Ich entschied mich für sein Programm. In den folgenden Wochen stieg meine Widerstandskraft enorm. Eine von ihm empfohlene Schilddrüsenuntersuchung stellte sich ebenso als gerechtfertigter Vorschlag heraus: Die Schilddrüse arbeitete überhaupt nicht. Einige Wochen nach Beginn einer notwendigen Schilddrüsenmedikation fühlte ich mich wie neugeboren. Mein mentales und emotionales Befinden waren jetzt viel besser ausgerüstet, den Krebs zu bekämpfen.

Schließlich entschied ich mich für die Bestrahlung und folgte daneben John's Programm.

Ganz besonders hat mich dabei Aloe Vera vor den Nebenerscheinungen bewahrt. Die Ärzte waren beeindruckt, wie weich mein Gewebe wurde. Ich habe Aloe Vera Saft äußerlich auf und um den Tumor geträufelt; dies half ihn aufzuweichen. Von der Wirkung des Haifischknorpelpulvers waren die Ärzte sehr beeindruckt. Es hatte ein Loch mitten in den Tumor gefressen. So etwas hatten sie bis dahin noch nicht gesehen.

Enzyme, Aloe Vera Saft, Fischöl, Heilkräuter und andere Zutaten in John's Programm, das ich Wochen vor der Bestrahlung begonnen hatte, gaben mir genügend körperliche und psychische Kraft für die Strahlenbehandlung.

Während der Bestrahlung litt ich nicht an Übelkeit und hatte nur leichte Schwächeanfälle. Zwei Wochen nach der Behandlung war ich wieder stark, der Tumor war total verschwunden und das ganze Gewebe weich und gesund.
Die Ärzte waren von meinem schnellen Heilungsprozeß beeindruckt und zeigten sich begeistert über den speziellen Einsatz von Haifischknorpelpulver und Aloe Vera Saft.

Niemals kann ich ausdrücken wie dankbar ich bin, daß John mit seinem Programm, das ich die letzten fünf Monate weitergeführt habe, in meinem Leben auftauchte.
Meine körperliche und geistige Gesundheit ist besser als je zuvor. Aus neuerworbener Kraft habe ich mit Krebspatienten gesprochen, ihnen Hoffnung und Vertrauen vermitteln können. Krebs ist ein Schreckgespenst, aber mit Lebenswillen und Mut am Heilungsprozeß teilzunehmen und den richtigen Helfern wird Krebs nur ein Wort bleiben.

Leben ist wertvoll und Krebs kann zum Lehrer werden. So war es für mich. Mein Leben ist jetzt um so vieles sinnvoller und mir heilig.

Caron Ladinsky

EINE KRANKENSCHWESTER UND HEILPRAKTIKERIN AUS DEM AMBULANTEN PFLEGEDIENST BERICHTET

Jahrelang litt ich selbst unter starken Verdauungsstörungen, welche mit keinem Medikament auf Dauer gebessert werden konnten. Aufgrund der gestörten Darmflora, stellten sich Ödeme in den Beinen ein. Begleiterscheinungen waren: schwere Beine, Antriebslosigkeit und Müdigkeit. Nach einigen Monaten der Einnahme von Aloe Vera Saft verschwanden diese Beschwerden völlig. Mein Darm ist nun wieder in der Lage, die Nahrung optimal zu verwerten.

Daraufhin begann ich, Aloe Vera an Kranke weiterzuempfehlen. Durch die Anwendung erzielte ich bereits mehrere markante Erfolge, aus denen ich nur zwei herausgreifen möchte:

Ich betreute einen Krebspatienten im fortgeschrittenen Stadium. Durch einen schnell wachsenden, teils inoperablen Gehirntumor, war der Patient ständig auf fremde Hilfe angewiesen. Ich empfahl eine sofortige Ernährungsumstellung, vor allem den Verzicht auf tierisches Eiweiß sowie eine Kur mit Aloe Vera Saft, Spriulina Algen und frischgepreßten Gemüsesäften.
Der Erfolg ließ nicht lange auf sich warten. Nach zehn Tagen war das Wasser aus den Beinen verschwunden. Nach drei Wochen erholte sich der Kranke zusehends; die halbseitige Lähmung ging stetig zurück. Gleichzeitig stellte sich die verlorengegangene Sprachfähigkeit wieder ein. Mittlerweile arbeitet der Kranke im Garten und fühlt sich von Tag zu Tag besser.

In einem ähnlichen Fall führte Aloe Vera ebenfalls zur völligen Genesung. Der Patient, welcher an Gehirntumor litt, hatte nach der ersten Operation reichlich tierisches Eiweiß zu sich genommen - dies ließ den Tumor rasch nachwachsen. Aus diesem Grund mußte er sich einem zweiten Eingriff unterziehen. Zu diesem Zeitpunkt lernte ich diesen Mann kennen. Ich informierte ihn ausführlich über die richtige Ernährung sowie Wirkung von Aloe Vera Saft und Spirulina Algen.

Um das Durchhaltevermögen des Kranken zu festigen, war die ganze Familie bereit, die Ernährung radikal zu ändern. Auch hier war der schnelle und anhaltende Erfolg durch Aloe Vera und Spirulina möglich geworden. Alle anderen Familienmitglieder fühlen sich seit der Umstellung wohler, frischer und leistungsfähiger.

Adele Hoidn, Bamberg

SALLYS GESCHICHTE

Unsere sechs Jahre alte Tochter litt häufig an Ohrenentzündung. Die erste hatte sie mit zwei Jahren.
Mit zunehmendem Alter verschlechterte sich ihr Zustand. Sie war geplagt von langanhaltenden Perioden verminderter Hörfähigkeit, aufgrund angesammelten Sekrets in ihren Ohren. Ihr Leben während des Tages erschwerte sich dadurch, nachts hatte sie Ängste. Wenn sie leidenschaftlich spielte, hatte sie starke Hustenanfälle.
Fünf Versuche mit Antibiotika, ganzeitliche Behandlungsmethoden, chinesische Heilpflanzen, viel Vitamin-C waren Bestandteil unserer Heilversuche. Sallys Zustand besserte sich nicht; es sah aus, als ob wir ihr Schläuche in die Ohren stecken müßten oder einen ausgedehnten Allergietest machen sollten.
Trotz gesunder Ernährung entwickelten sich ihre Zähne beängstigend schlecht. Deshalb suchten wir Anfang Mai 1993 Dr. John Finnegan auf. Er empfahl eine Behandlung mit Renigungstees, Leinsamenöl, Aloe Vera Saft und Darmbakterien. Seiner Ansicht nach war Sallys Immunsystem sehr schwach und er vermutete starke Candida-Mykose.
Seit September 1993 hat Sally keine Ohrenprobleme mehr. Fast täglich geht sie zum Schwimmen, zur Gymnastik und Ballettstunde. Ihr Husten ist verschwunden, ihr Appetit ist größer geworden. Wir sind sicher, daß sie einen ausgezeichneten Sommer, ein glückliches neues Jahr und zu allem gute Nächte haben wird. Vielen Dank John!

Gary und Susan Adams, Sally und Sherry
September, 1993

MEDIZINISCHE STUDIEN MIT ALOE VERA

AIDS

Die bemerkenswerteste medizinische Studie wurde 1990 von Dr. Terry Pulse, Grand Prärie, Texas, an neunundzwanzig AIDS Patienten durchgeführt. Diesen neunundzwanzig Patienten wurden täglich etwa zwanzig Verschlußkappen (ca. 570 ml) kaltgepreßter Aloe Vera Saft verabreicht. Dazu kamen essentielle Fettsäuren, ein Multivitamin und Mineralstoffe.Bei allen Patienten konnte Besserung verzeichnet werden. Die Hälfte von ihnen war nach 18 Monaten HIV-negativ. [24]
Nachzulesen im "Journal of Advancement in Medicine", Winter 1990, volume 3, no. 4.

Antibiotische und pilztötende Aktivität

Zahlreiche Studien haben aufgezeigt, daß Aloe Vera Saft wirksam ist gegen Bakterien und Pilze. In einer davon wird berichtet, daß ein Anteil von nur 60% Aloe Vera schon bakterizid wirkt gegen Pseudomonas aeroginosa, Klebsiella pneumoniae, Serratia marcascens, Citrobacter species, Enterobacter cloacae, Streptococcus pyogenes und Streptococcus agalacticae. Siebzig Prozent von Aloe wirkte bakterizid gegen Staphylococcus aureus, 80% gegen Enterobacter coli und 90% gegen Streptococcus faecalis und Candida albicans. Andere Studien zeigten, daß Aloe Vera Mycrobacterium tuberculosis, Trichopyton species und Bacillus subtilis hemmt.[22,14,2]

Zahnmedizinischer Einsatz

Neunundzwanzig Patienten mit Paradentose erhielten Aloe Vera. Beobachtungen zeigten, daß das Bluten des Zahnfleisches nachließ und Entzündungen im Gaumenhohlraum verschwanden.

Herzkrankheiten

Die größte Studie mit Aloe Vera zog sich über fünf Jahre hin. Sie wurde an 5000 Patienten durchgeführt, die an Arteriosclerose litten. Dr. O. P. Agarwal gab im "Journal of vascular desease" August 1985, Vol. 36, No. 8, bekannt, daß bei annähernd 90% der Patienten Besserung eintrat. Ab der zweiten Woche trat bei den meisten mit Angina pectoris eine Besserung des Befindens ein. Nach einem Jahr hatten 93% der Patienten normale Werte. Bei 4.652 von ihnen konnten die Werte von arterienverengendem LDL-Cholesterin gesenkt und das arterienschützende HDL-Cholesterol erhöht werden.

Außerdem zeigte sich eine Besserung bei den Patienten dieser Studie, die auch noch an Diabetes litten. Von 3.167 Diabetikern bemerkten 2.990, daß sich ihr Blutzuckerwert normalisierte.[34]

Geschwüre

Laut einer anderen Studie wurden zwölf Patienten, die an Zwölffingerdarmgeschwüren erkrankt waren, in einem Jahr vollkommen geheilt.[8]

Arthritis

Auch in Fällen von Arthritis half die Aloe Vera dank Ihrer entzündungswidrigen Wirkung. Dies ist in einer weiteren Studie belegt.[21]

MEDIZINISCHE STUDIEN MIT TIEREN

Der Einsatz von Aloe Vera in der Tierheilkunde zeigte ebenso gute Resultate wie bei Menschen. Feline Leukämie, verursacht durch einen Retrovirus, ist für Katzen tödlich. Infizierte Katzen werden normalerweise eingeschläfert. In einer Studie mit vierundvierzig Katzen mit klinisch bestätigter "Feline Leukämie" wurde nach der Symptomentfaltung Acemannan gespritzt (2 mg/kg wöchentlich, sechs Wochen lang). Zwölf Wochen nach Beginn der Behandlung waren 71 Prozent der Katzen bei guter gesundheitlicher Verfassung noch am Leben.

Weitere gute Behandlungsergebnisse bei Tieren zeigten sich bei Gangrän, Abszessen, Sarcomen, Tumoren Gelenksentzündungen und Arthritis.[25]

Der alltägliche Gebrauch von Aloe Vera Gel hat sich bei Verstauchungen, Ohrentzündung, Verbrennungen, Schnittwunden, Schürfungen und Rißwunden bewährt.

Oft entzündet sich bei Tieren die Operationswunde, die mit Aloe Gel versorgt, schnell sich bessert.

Aloe Saft im Trinkwasser verbessert auch bei Tieren die Abwehrkräfte und bekämpft Darmverpilzung.

Was dem Menschen gut tut, bekommt auch den Tieren und umgekehrt. Für viele ist der Gedanke unglaublich, aber der menschliche Organismus ist auch nur ein Tierkörper.

ALOE VERA - hilfreich von A bis Z

Die Erfahrung hat gezeigt, daß Aloe Vera bei folgenden gesundheitlichen Problemen und zur Vorbeugung und Stärkung hilfreich ist:

A
Allergien, Aphten, Arteriosklerose, Abszesse, Asthma, Akne, Arthritis, AIDS, Augenhornhaut-Geschwüre, Augenentzündung, Altersflecken, Aktivierung der inneren Drüsen und Körperorgane, Antibakterium, Antimykotikum, Antispetikum, Antivirum.

B
Bluthochdruck, Blasenentzündung, Blutarmut, Blutreinigung, Blutungsstillung, Beulen, Bronchitis, Brustwarzenentzündung, Blasengrind, Blähungen, Anregung der Bauchspeicheldrüsenfunktion, Bauchspeicheldrüsenentzündung, Blutzuckersenkung, Blutzellenvermehrung.

C
Candida albicans, Minderung von Chemotherapiefolgen, Cholesterinsenkung, Colitis Ulcerosa. CFS (chronisches Müdigkeits-Syndrom).

D
Diabetes, Depressionen, Darmentzündung, Durchfall, Darmentsäuerung, Darmentgiftung, Darmstimulierung, Drüsenstimulierung, Durchblutungsförderung, Deodorant.

E
Epstein Barr Virus (Müdigkeits-Syndrom), Entzündungshemmung, Erkältung, Erfrierungen, Ekzeme.

F
Fieber, Fieberblasen, Fußpilz.

G
Geschwüre, Geschwulste, Gelenksentzündungen, Gangrän.

H
Herpesinfekte, Hautausschlag, Hämorrhoiden, Herzstärkung, Hautabschürfungen, Hautverletzungen.

I
Insektenstiche, Immunstärkung, Insekten Abwehr.

J
Juckreiz

K
Katharr

L
Leukämie, Leberentgiftung, Lungenstärkung.

M
Multiple sclerose, Mundgeruch, Magenschleimhautentzündung, Magengeschwüre, Mundschleimhautentzündung, Muskelkrämpfe, Muskelzerrung, Mandelentzündung, Menstruationsblutung zu heftig.

N
Neurodermitis, Nierenentzündung, Nierenaktivierung, Naseninfekt, Nervenstärkung.

O
Ohrenschmerzen, Ohrenentzündung, Ödeme.

P
Pilzerkrankungen, Psoriasis, Prostataentzündung, Parodentose, Prellungen.

Q
Quetschungen.

R
Ruhr, Rasurbrand, radioaktive Strahlenschäden, Röntgen-strahlen, Regeneration.

S
Sonnenbrand, Sonnenschutz, Spulwürmer, Seborrhoe, Sportverletzungen, Streß, zur Stoffwechselaktivierung.

Sch
Schmerzlinderung, Schnittwunden, Schlaflosigkeit, Schup-penflechte, Schwellungen, Schnupfen, Schleimhaut-reizungen.

T
Tuberkulose, Tumore.

U
Übersäuerung, Unfruchtbarkeit aufgrund unregelmäßiger Eisprunkzyklen, Übergewicht, Übelkeit, Schutz vor UV-Strahlung, Schutz vor Umweltgiften.

V
Verstopfung, Verbrennung, Verdauungsstörung, Verstauchung, Vaginalentzündung, Vaginalmykosen, Venenentzündung.

W
Windelsoor, Wundrose, Windpocken, Warzen.

Z
Zwölffingerdarmgeschwür, Zysten, Zahnfleischentzündung, Zahnschmerzen, Schmerzen nach Zahnbehandlung, Zer-rungen, Zellschutz, äußerlich Schutz vor Zeckenbefall.

WORTE DES DANKES

Zum guten Gelingen dieses Buches haben viele liebe Menschen beigetragen. Sie arbeiten alle daran, eine Welt zu schaffen, in der wir in Verantwortung für uns selbst, mit Hochachtung vor der Schöpfung, freudvoll und in Frieden leben können.

Großen Dank an Dr. John Finnegan, der mit seinem unermüdlichen Forscherdrang als Naturheilarzt seine Praxiserfahrungen zur Verfügung stellt, damit auch wir in Europa von den Vorzügen dieser unscheinbaren Pflanze erfahren und anwenden können.

Für die Übersetzung des Manuskriptes Dank an unsere Freundin Irmengard Reitschuster.

Wortkundig, mit viel Sachkenntis und Engagement redigierte Eva Diller dieses Aloe Vera Buch. Danke, Eva!

Martina Gebhardt, einer großen Verehrerin der Aloe Vera und Herstellerin von natürlichen Kosmetikpräparaten, gilt unser Dank für ihr hilfreiches Wissen und ihr aktuelles Bildmaterial, das in diesem Buch Verwendung findet.

Meiner Frau Hildegard bin ich sehr dankbar für ihre tatkräftige Unterstützung und ihren konstruktiven Rat bei der Entstehung dieses Buches. Sie übernimmt viele meiner Aufgaben und hält mir den Rücken frei, um mir das Schreiben zu ermöglichen.

Dank vor allem an die Vollkommenheit der Schöpfung, die uns die Aloe Vera als Geschenk auf unsere Erde brachte.

In den letzten Jahren konnte ich sehr viele praktische Erfahrungen im Umgang mit Aloe Vera sammeln und die von Dr. Finnegan gemachten Angaben nur bestätigen. Einige tausend Menschen die ich in der Zwischenzeit beraten durfte, berichteten mir Ihre Erfolge mit Aloe Vera und brachten mit großer Begeisterung ihre Dankbarkeit zum Ausdruck.

Ich selbst bin dankbar für die Gelegenheit, mit John's Hilfe einen bescheidenen Beitrag zur Verbesserung des Wohlbefindens leisten zu können. In einer Zeit, in der das Dunkel mit dem Licht einen Entscheidungskampf ausficht, ist es förderlicher ein kleines Licht anzuzünden, als auf die Dunkelheit zu schimpfen.

Wie immer, wenn ein neues Jahrhundert anbricht, schaffen sich neue Erkenntnisse und Möglichkeiten ihre Bahn, bringen zuerst Chaos und treiben uns voran, die Lebensumstände neu zu gestalten. Wenn wir diese Herausforderung zur Veränderung annehmen, dann verwirklichen sich unsere Visionen von einem glücklichen Leben.

Aloe Vera möge auch Ihnen dienen, innere Stärke zu gewinnen, sich besser zu schützen und die Kraft aufzubringen, den Aufgaben des Lebens gelassener zu begegnen.

Reiner Schmid

ÜBER DIE AUTOREN

Dr. John Finnegan

wurde 1947 in Greenwich Village, USA, geboren. Aufgewachsen ist er in Woodstock, in den Wäldern von Latein Amerika und an den Stränden von Nord Kalifornien. Als er neun Jahre alt war, schrieb er sein erstes Buch. Es erzählt von den abenteuerlichen Reisen seiner Familie von New York nach Lima/Peru, auf der sie sich ihren Weg durch den Dschungel zuweilen mit Macheten, Schaufeln und Äxten freikämpfen mußten. Sie durchquerten Regionen, die nie zuvor von Fremden bereist wurden und schufen einen Pfad, der später als "Pan-American-Highway" bekannt wurde. Mit 19 Jahren machte er sich an die Untersuchung biochemischer Ursachen für physische und mentale Krankheiten. Er studierte am San Francisco State Experimental College und dem College of Marin, lernte Kräuterheilkunde, Endocrinologie, Ernährungswissenschaft und Homöopathie. Später arbeitete er mit Dr. John Christopher, Dr. Broda Barnes, Wendell Hoffmann und anderen Ärzten und Heilpraktikern zusammen.

Dr. John Finnegan ist Autor von elf Büchern, einschließlich der Veröffentlichungen *"The Facts About Fats"* und *"Recovery From Addiction"*, mit Daphne Gray. Er leitete Seminare und gab Vorträge in der *" Whole Life Expo 1992 in Los Angeles"* und auf der zwanzigsten *"Annual Cancer Control Society Convention"* und war tätig in verschiedenen ganzheitlich ausgerichteten medizinischen Zentren als Ernährungs- und Umweltberater. Heute arbeitet er in seiner Naturheilpraxis in Kalifornien und ist bekannt durch Fernseh- und Radiointerviews, durch seine Vorträge und Seminare in USA und Europa.

Reiner Schmid

wurde 1948 in Bad Waldsee in eine Gastronomenfamilie hineingeboren. Nach langjähriger Tätigkeit als Küchenmeister in renomierten Hotelküchen Deutschlands, eröffnete er als einer der ersten "Vollwertkost-Pioniere" 1976 ein Naturkostfachgeschäft in München. Seine Überzeugung von der Notwendigkeit gesunder Ernährung ließ ihn seinen nächsten Schritt wagen: Er leitete ein vegetarisches Vollwertrestaurant und gab Vollwertkost-Kochkurse.

Fehlende Fachliteratur auf dem Gebiet gesunder Ernährung veranlaßten ihn, selbst zur Feder zu greifen. Reiner Schmid veröffentlichte Bücher, Broschüren und verfasste redaktionelle Beiträge zum Thema "Ernährung und Gesundheit".

Außerdem arbeitete er mehrere Jahre lang als Food-Designer in der Naturkostbranche und entwickelte Produkte für namhafte Naturkost- und Naturwaren-Hersteller.

Im Laufe seiner Tätigkeit als Ernährungsberater lernte er Dr. John Finnegan kennen und schätzen. Von dessen Arbeit mit Aloe Vera inspiriert, begeistert von der Wirksamkeit dieses kostbaren Pflanzensaftes, entschied er sich, als Co-Autor das vorliegende Buch herauszugeben.

QUELLENVERZEICHNIS

[1]"Aloe vera gel in peptic ulcer therapy" Jounal of the American Osteopathic Asociation. Vol. 62, pp 731-735, 1963.

[2]"Bacteriastatic property of Aloe vera" Journal of Pharmaceutical Scienece, Vol 53, p 1287, 1964.

[3]"Current status of Aloe as a cure-all." American Journal of Pharmacy, Vol. 140, pp. 85-64, 1968.

[4]"Aloe as a humectant in new skin preparations." Cosmetics and Toiletries, Vol. 95, pp. 51-56, 1980.

[5]"Effects of Aloe extracts on human normal and tumor cells in vitro." Economic Botany, Vol. 35, pp. 89-95, 1981.

[6]"Studies on the anti-tumor activity of Cape Aloe." Journal of the Medical Society of Toho University, Vol. 16, pp. 365-369, 1969.

[7]"Use of Aloe in treating leg ulcers and dermatoses." International Journal of Dermatology, Vol. 12, pp. 68-73, 1973.

[8]"Protection of gastric mucosa by Aloe vera." Journal of Drug Research, Vol. 11, pp. 191-196, 1979.

[9]"Roentgen dermatitis treated with fresh whole leaf of Aloe vera" American Jounal of Roentgenology, Vol. 33, pp 396-397, 1935.

[10]"The Facts About Fats". A Consumer´s Guide to Good Oils, by John Finnegan. California: Celestial Arts, 1993.

[11]"Recovery From Addiction", by John Finnegan and Daphne Gray. California: Celestial Arts, 1990.

[12]"Regeneration of Health", by John Finnegan, California: Elysian Arts.

[13]"Weight Management" A Breakthrough Approach, by John Finnegan, California: Elysian Arts, 1994.

[14]"The Silent Healer", a modern study of Aloe Vera by Bill Coats, R. Ph., with Robert Ahola, 1984.

[15]"How to Fight Cancer and Win", by William L. Fischer. Canada: Alive, 1987.

[16]"The Omega 3 Phenomenon", by Donald Rudin, M.D. and Clara Felix, New York: Rawson Associates, 1987.

[17]"Trans Fatty Acids in the Food Supply", A Comprehensive Report Covering 60

[18]"Years of Research", by Mary Enig, Ph.D., Silver Spring: Enig Associates, 1993.

[19]Antimetastatic properties of Aloe juice." Vopr Onkol, Vol. 32, No. 12, pp. 38-40, 1986, Russia.

[20]"Antidiabetic activity of Aloe: preliminary clinical and experimental observation." Horm. Res. Vol. 24,no. 4, pp. 288-294, 1986.

[21]"Antiarthritic activity of anthraquinones found in Aloe for podiatric medicine." Journal of American Podiatric Medical Assn., Vol. 76, no.2, pp. 61-66, Febr. 1996.

[22]"Deomonstration of in-vitro antiviral action of Acemannan against multipel viruses including the HIV virus." Presented at IV International Conference on AIDS, Stockholm, June 1988.

[23]"Wound healing, oral and topical activity of Aloe vera." Journal of American Podiatric Medical Asn., Vol 79, no. 11, pp. 559-562, 1989.

[24]"A significant improvement in a clinical pilot study utilizing nutritional supplements, essential fatty acids and stabilized Aloe vera juice in 29 HIV seropositiv, ARC and AIDAS patients." Journal of Advancement in Medicine, Vol. 3, Nr. 4 1990.

[25]"Studies on the effect of Acemannan on retrovirus infections: clinical stabilization of feline leukemia virus-infected cats." Molecular Biotherapy, Vol. 3, pp.41-45, March 1991.

[26]"Molecular Biology of the Cell", by Bruce Alberts, et al. 2nd Edition. New York: Garland Publishing, Inc., 1989.

[27]"The New Superantioxidant-Plus - The Amazing Story of Pycnogenol "Free-Radical Antagonist and Vitamin C Potentiator", by Richard A. Passwater, Ph.D., Conneticut: Keats Publishing,1992.

[28]"Schindeles Mineralien", Robert Schindele, Ennsthaler, 1993.

[29]"Traditional Foods Are Your Best Medicine", by Ronald Schmid, New York: Ballantine, 1987.

[30]"Nutrition and Physical Degeneration", by Weston Price, La Mesa, California: Price Pottenger Nutrition Foundation, 1954.

[31]"Weizengrassaft - Medizin für ein neues Zeitalter" Reiner Schmid, Verlag Ernährung & Gesundheit, München.

[32]"Green Barley Essence", by Yoshihide Hagiwara, M.D. Keats,1985.

[33]"Stop dem Krebs und MS-Erkrankungen" Eine bewährte Ganzheitsmethode, Halima Neumann, Fürhoff Verlag, 1993.

[34]"Prevention of Atheromatous Heart Disease." O.P. Agarwal Angiology, the Journal of Vascular Disease, pp. 485-490

BÜCHER, DIE WEITERHELFEN

Weitere Bücher von Reiner Schmid:
„Weizengrassaft - Medizin f. ein neues Zeitalter" 5. Auflage DM 17,80
„zuhause selber keimen" 5. Auflage   DM 14,80
„Spirulina - die Nahrung der Götter" **Neuerscheinung 99** DM 17,80

Empfehlenswerte Ernährungsbücher:
„STOP KREBS; MS UND AIDS", H. Neumann   DM 22,00
„Stop der Azidose, Allergien und Haarausfall" H. Neumann DM 29,00
„Dein Darm - Wurzel der Lebenskraft" W. Spiller   DM 29,80
„Darmgesundheit ohne Verstopfung" N. W. Walker   DM 25,80
„Schindeles Mineralien" Robert Schindele   DM 19,80

„Das große Schwarzkümmel Handbuch" S. Luetjohann   DM 19,80
„Gesund essen ohne Irrtümer" Dr. Paul Bragg   DM 19,50
„Fasten kann Ihr Leben retten" Dr. H. M. Shelton   DM 32,90
„Frische Frucht- und Gemüsesäfte" N. W. Walker   DM 12,80
„Rohkost - Die Lebendige Nahrung" U. Hochstrasser   DM 16,90
„Kinderernährung ebendig und schmackhaft" U. Hochstr. DM 17,00

„Ernährung für Mensch und Erde" Ch. Opitz,   DM 24,00
„Ernährung für ein neues Jahrtausend", J. Robbins   DM 36,00
„Köstliche Lebenskraft" Rohkostrezepte, Andrea Opitz   DM 24,00
„Ernährung für ein neues Jahrtausend" J. Robins   DM 38,00

Audiocassetten:
„Die Gesundheitsrevolution" Ch. Opitz   DM 24,00
„Neurodermitis, Allergien und Pilzerkrankungen Ch. Opitz DM 24,00
„Radioaktivität, Elektrosmog und Mikrowellen Ch. Opitz   DM 24,00
„Welche Ernährung ist die richtige für mich" Ch. Opitz   DM 24,00

KONTAKTADRESSEN:

Bundesrepublik Deutschland:
Reiner Schmid
Aloe Vera Beratung, Ernährungsberatung, Fastenberatung
Schmautzer-Büchl-Weg 19
82266 Inning/Ammersee
Telefon: 08143/959501
Telefax: 08143/959502

Schweiz:
"School of Life", Urs und Sheila Hochstrasser
Aloe Vera Beratung, Rohkostseminare, Yogaschule
Ernährungsberatung, Mental Conditioning
Dorfstraße 15
CH-5606 Dintikon
Telefon: 056/6240202
Telefax: 056/6240211

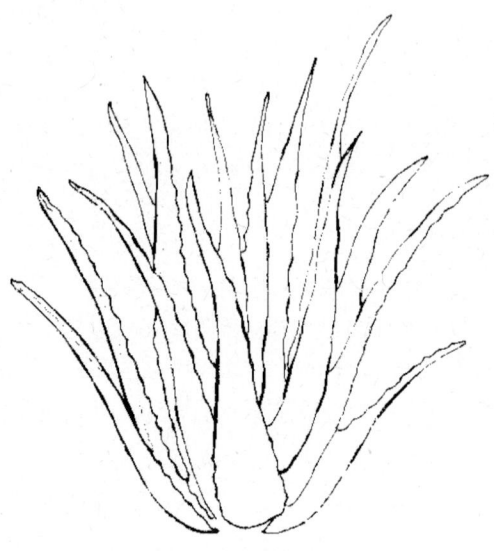